PRIX : **50 CENTIMES**

Bibliothèque contemporaine
DE
MÉDECINE PRATIQUE

MALADIES
DU
SYSTÈME NERVEUX

Apoplexie.
Congestion et ramollissement du cerveau.
Maladies de la moëlle épinière.
Névralgies. — Paralysies. — Convulsions.
Hystérie. — Épilepsie.
Danse de St-Guy. — Asthme. — Catalepsie.
Névroses constitutionnelles, etc.

PAR

Le Docteur E. DUPOUY
de la Faculté de Paris.

PARIS

ALCAN-LÉVY, IMPRIMEUR-ÉDITEUR
61, RUE DE LAFAYETTE,

ET CHEZ TOUS LES LIBRAIRES

PAR LA POSTE, *franco*, **60** CENTIMES

3

MALADIES

DU

SYSTÈME NERVEUX

Tous droits réservés.

Pa is. — Imrimerie Alcan-Lévy, 61, rue de Lafayette.

Bibliothèque contemporaine

DE
MÉDECINE PRATIQUE

MALADIES

DU

SYSTÈME NERVEUX

PAR

Le Docteur E. DUPOUY

de la Faculté de Paris

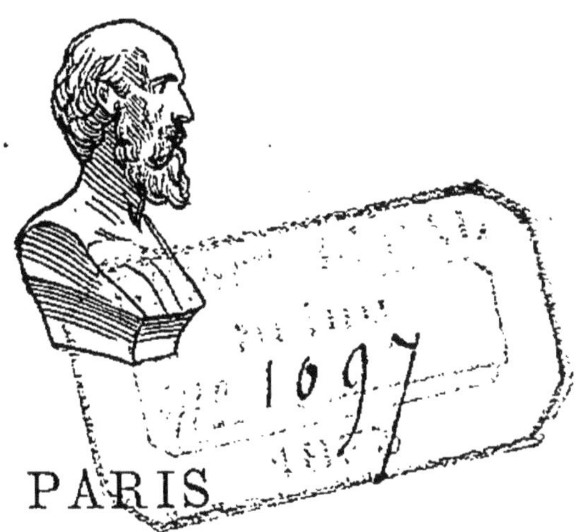

PARIS

ALCAN-LÉVY, IMPRIMEUR-ÉDITEUR

61, RUE DE LAFAYETTE

1875

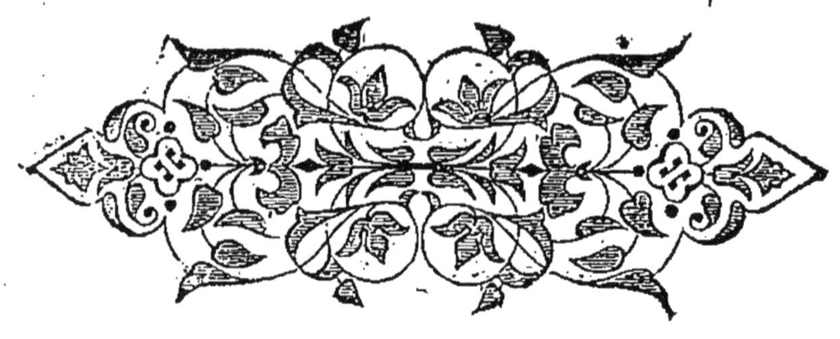

MALADIES

DU

SYSTÈME NERVEUX

VANT d'aborder l'étude de ces maladies, il nous paraît indispensable de dire quelques mots sur l'organisation et les fonctions du système nerveux, qui est associé à l'activité intime de toutes les parties de l'organisme, et dont l'action s'étend, par conséquent, d'une façon directe ou indirecte, à tous les phénomènes de la vie et à tous les symptômes morbides.

Le système nerveux comprend : *L'appareil sensitif interne et l'appareil nerveux*.

L'appareil sensitif interne comprend :

1º l'*encéphale*, c'est-à-dire toute la masse cérébrale, le cerveau, le cervelet, la protubérance et les membranes d'enveloppe (méninges), logés dans la cavité cranienne; 2º la moëlle épinière.

Le cerveau est la partie la plus volumineuse de l'encéphale; il a une forme ovoïde; la surface supérieure est très-convexe, la surface inférieure l'est beaucoup moins. Il est partagé d'avant en arrière par une scissure profonde en deux parties égales, appelées hémisphères cérébraux.

Le cervelet est une petite masse régulière de substance cérébrale placée derrière le cerveau, auquel il adhère par une bandelette de même substance, appelée *protubérance*. A cet organe est fixé inférieurement un petit corps cylindrique appelé *bulbe*.

La moëlle épinière est la continuation du bulbe. Elle forme un gros cordon de substance médullaire, logée dans un canal osseux, constitué par les trous de la colonne vertébrale.

L'appareil nerveux se compose :

1º A. — De douze paires de nerfs crâniens prenant naissance dans l'encéphale, dont ils sortent, en passant par des trous de la boîte crânienne. On les divise en nerfs sensitifs, nerfs moteurs, nerfs de la sensibilité spéciale correspondant aux différents sens.

B. — De trente et une paires de nerfs vertébraux, prenant leur origine dans la moëlle épinière, dont ils sortent par des trous placés sur les côtés de la colonne vertébrale. Après leur sortie, ils se partagent en nerfs de la sensibilité et en nerfs du mouvement, qui se divisent et se subdivisent ensuite en rameaux sensitifs et moteurs, allant animer tous les tissus, et se terminant à la peau dans les papilles nerveuses.

2° *De papilles nerveuses*, petites éminences coniques qui recouvrent toute la peau. Elles sont placées entre l'épiderne et le derme, et c'est en elles qu'aboutissent les dernières ramifications nerveuses.

3° *Du nerf grand sympathique*, qui prend son origine dans les nerfs crâniens et vertébraux, et qui se distribue dans les organes de la poitrine, de l'abdomen et du bassin : c'est le nerf de la vie organique.

A chacune de ces parties du système nerveux correspondent des fonctions spéciales.

L'encéphale est le siége des facultés intellectuelles et affectives, et des perceptions des sens.

La moëlle épinière est le siége de la force excito-motrice. Les nerfs de la sensibilité lui apportent, par les courants

centripètes, des sensations qui se réfléchis-
sent, et auxquelles elle répond, par des
mouvements volontaires, par les courants
centrifuges des nerfs de la motilité et, par
des mouvements involontaires, par ceux
du nerf grand sympathique.

Les nerfs sont des cordons analogues
aux fils télégraphiques, qui sont chargés
de faire correspondre toutes les parties
des tissus avec le système nerveux central.
Ce sont les agents de transmission de la
volonté, de la sensibilité et des organes
des sens.

Les papilles nerveuses de la peau, en
contact avec le monde physique, sont le
siége des sensations qu'elles envoient au
système nerveux central par les nerfs de
la sensibilité. Les papilles nerveuses des
membranes muqueuses qui tapissent les
appareils de la respiration, de la digestion et de la génération, sont la source des
sensations instinctives qu'elles envoient
également au système nerveux central par
les rameaux du nerf grand sympathique.

Le nerf grand sympathique est par
conséquent l'agent de transmission des
impressions des mouvements de la vie
animale. Les impressions sont généralement insensibles et les mouvements qui
y correspondent sont involontaires ; on les
appelle mouvements reflexes.

CARACTÈRES GÉNÉRAUX
DES MALADIES NERVEUSES

Parmi les affections du système nerveux, il y a une classe qu'on désigne particulièrement sous le nom de *névroses*, qui est la partie la plus inconnue de la médecine et celle dont le traitement est encore soumis au plus regrettable empirisme.

Presque tous les auteurs se sont attachés à considérer ces affections d'après les formes qu'elles revêtent, et ont négligé, de parti pris, l'étude de la pathogénie, c'est-à-dire de la génération et du développement de ces maladies. Les névroses sont encore à peu près, aujourd'hui, ce qu'étaient les maladies de la peau au dix-huitième siècle, du temps de Turner. On se contente d'un diagnostic superficiel; on dit une sciatique, par exemple, comme l'auteur anglais disait autrefois les teignes. Les classifications reposent sur la physiologie, et sont bien faites; la description

des symptômes est d'une exactitude parfaite. L'étude des causes exactes de ces
affections est donc encore à faire, et c'est
là, on le comprend, le point principal et
essentiel d'où doit dépendre un traitement
rationnel.

Il ne faut cependant pas avoir longtemps
observé ces maladies pour se convaincre
qu'au-delà des phénomènes perçus par
nos sens, il doit exister une modification
de l'organisme, et que, par conséquent, il
doit y avoir des indications de traitement
autres que celles auxquelles on a recours
généralement.

Cette question, qui n'avait pas été com-
prise par Cullen, le premier qui donna le
nom de névroses à ces affections, l'avait
été par Tissot, qui avait cherché une clas-
sification basée sur les causes, et qui n'a-
vait pas eu de successeur. Pendant que le
premier considérait déjà les affections du
système nerveux, comme indépendantes
d'une affection locale des organes et
comme l'expression plus générale des souffrances du système nerveux, leur attri-
buant comme cause prochaine, soit l'inter-
ruption et la faiblesse des puissances
sensitives et motrices, soit l'irrégularité
avec laquelle ces puissances exercent
leurs fonctions; alors que Musgrave émet-
tait ses doctrines hypothétiques, que

Baillou, puis Hoffmann, Boherhaave et Morgagni faisaient les premières recher-ches anatomo - pathologiques, Tissot, préoccupé des caractères originels de ces affections, s'exprimait ainsi :

« L'effet de toute maladie étant d'altérer quelque fonction, et l'altération d'une fonction influant nécessairement sur tou-tes les autres, il est inévitable, à moins que le genre nerveux n'ait une force con-sidérable, que les maux de langueur ne l'altèrent aussi bien que les maladies ai-guës, et cette altération peut dépendre d'un grand nombre de causes, dont les unes ont lieu dans quelques maladies, les autres dans d'autres. » Quelques pages plus loin il disait : « Quand les *maladies chroniques* sont parvenues à un certain point, elles occasionnent des maladies des nerfs comme un de leurs symptômes, symptôme qui alors est presque toujours fâcheux.

Si nous interrogeons maintenant les auteurs modernes sur la nature des né-vroses, nous verrons d'abord que, d'après M. le professeur Tardieu, les causes di-verses des névroses sont dominées par une prédisposition constitutionnelle évi-dente... « Au nombre des causes qui contribuent à faire naître les maladies nerveuses, il faut citer l'hérédité... Les accidents nerveux sont très - rarement continus, le plus souvent intermittents, quelquefois même franchement périodiques; ils se présentent toujours sous forme d'accès ou de paroxismes, qui semblent ordinairement constituer à eux seuls toute la maladie... La marche des névroses est en général lente, les retours fréquents, la maladie presque toujours rebelle; et il n'est pas rare qu'en se prolongeant, les névroses déterminent une cachexie, que pour cela on a appelée nerveuse. »

Tels sont les caractères généraux que M. le professeur Tardieu attribue aux névroses. Il est à remarquer qu'ils ont une analogie frappante avec ceux que nous avons déjà reconnus aux maladies chroniques.

Disons encore une juste observation de l'éminent professeur sur les caractères des névroses. « En ne constituant cette classe que sur un caractère négatif, l'absence de lésions appréciables des organes et des tissus, il semble que l'on ait voulu en faire uniquement une classe transitoire, dans laquelle seraient rangées provisoirement une série d'affections de siége incertain, qui rentreraient peu à peu, et par le progrès croissant de nos moyens d'investigation, dans une classe mieux appropriée à la nature et au siége de ces maladies. »

Après avoir très-justement critiqué les deux caractères généraux sur lesquels on se fonde pour séparer les névroses des autres maladies, les troubles des fonctions nerveuses et l'absence apparente de lésions anatomiques, M. le professeur Axenfeld, concluant aux névroses symptomatiques, résumait ainsi son argumentation :

« Si l'on récuse les états pathologiques avec symptômes nerveux qui dépendent d'une altération des solides pour les rejeter dans la nosographie organique ; puis, que l'on repousse les affections dépendant d'une modification des liquides, sous prétexte qu'elles appartiennent à la nosographie étiologique, que restera-t-il pour constituer la classe des névroses! Il restera un amalgame de faits, qui se ressemblent en un seul point, en ce que leur nature nous échappe, un amas d'états morbides essentiels existant parce qu'ils existent ; il restera, en un mot, notre ignorance élevée à la hauteur d'un caractère nosologique. »

Il est certain que, depuis quelques années, il se fait une réaction sérieuse contre les vieilles doctrines médicales, mais il faut ajouter que les opinions des professeurs, que nous venons d'émettre, leur sont complétement personnelles. Personne encore n'a osé toucher sérieusement aux traditions du passé et transformer en enseignement officiel les faits épars et nombreux démontrés par l'étude pratique de la médecine. On espère que les découvertes et les révélations du microscope permettront bientôt d'établir des bases positives sur la nature des maladies nerveuses, et c'est probablement dans ce but que la Faculté de médecine n'a pas encore voulu créer de chaire pour l'enseignement de cette branche des sciences médicales.

En attendant que la science nous fasse connaître les modifications des éléments qui entrent dans la composition du tissu nerveux dans les névroses, — nous inspirant de la pensée de l'ancien professeur de la Faculté de Paris et des idées émises par Tissot à la fin du siècle dernier, — tenant compte en même temps de nos observations et des faits nombreux publiés par les auteurs modernes, — nous diviserons les maladies du système nerveux en trois classes :

1re *classe.* — Affections avec lésions connues et constantes (apoplexie, congestion, ramolissement du cerveau et de la moëlle épinière, etc.)

2e *classe.* — Affections sans lésions connues ou constantes (migraine, sciatique, épilepsie, hystérie, névroses en général), dépendant soit d'un état général de tout l'organisme, comme le rhumatisme et la goutte, soit d'une action sympathique entre le système nerveux et un organe malade par la solidarité spéciale qui existe, dans la maladie comme dans l'état de santé, entre toutes les parties du corps.

3e *classe*. — Affections avec ou sans lésions connues ou constantes, déterminant l'aliénation mentale (idiotie, mélancolie, monomanie, manie, démence). Cette classe sera traitée séparément dans le volume intitulé : *la folie*.

Le traitement des maladies du système nerveux comprend :

1° Le traitement, à l'aide d'agents thérapeutiques et de moyens spécifiques, de l'état général de la constitution, sous l'influence duquel l'affection nerveuse s'est développée. Cette médication, qui est la seule rationnelle, portera le nom de dominante.

2' Le traitement, calmant ou stimulant, destiné à combattre les symptômes, les effets accidentels de la maladie. Ce sera la variante de la médication ; celle-ci comprend les narcotiques, les antispasmodiques, les anesthésiques et tous les agents de révulsion, etc.

3° La prophylaxie morale et physique, qui a pour but de prévenir le retour de la maladie.

AFFECTIONS ORGANIQUES DU SYSTÈME NERVEUX

CONGESTION CÉRÉBRALE

Il faut entendre par congestion cérébrale, une accumulation brusque ou lente d'une quantité de sang dans une portion du cerveau. La congestion cérébrale n'est possible que partiellement, car on sait qu'aucun vide n'existe dans l'intérieur du crâne, que son contenu solide et liquide est incompressible, et qu'il n'est par conséquent susceptible ni d'augmentation ni de diminution. Il faut donc que la congestion ait lieu, ou dans les veines ou dans les artères, aux dépens du sang contenu dans les uns ou dans les autres de ces vaisseaux. Cependant nous devons ajouter que certains auteurs acceptent la possibilité de la congestion cérébrale par le déplacementdu liquide céphalo-rachidien. Tel était l'avis de M. le professeur Longet.

Les lésions provoquées par la congestion cérébrale sont très difficiles à établir, car on ne peut les étudier que sur le cadavre, vingt-quatre heures au moins, d'après la oi, après la constatation du décès. On comprend que pendant ce temps une congestion, existant pendant la vie, peut disparaître, et qu'il peut se former ce qu'on appelle une congestion cadavérique. Aussi est-il arrivé quelquefois de constater à l'autopsie une congestion cérébrale chez un sujet qui n'avait présenté pendant sa vie aucun phénomène cérébral.

La congestion cérébrale peut être déterminée par l'oblitération d'une branche artérielle, par un caillot désigné sous lenom d'embolie. La congestion embolique s'accompagne toujours de phénomènes apoplectiformes, elle est susceptible de guérison rapide ou de mort rapide.

On a divisé aussi la congestion cérébrale en congestion active, celle des artères, et en congestion passive, celle des veines. On sait que le sang de ces deux espèces de vaisseaux diffère beaucoup : le sang artériel est rouge - vermeil, contenant de l'oxygène pris dans les poumons; le sang veineux est rouge-brun et l'acide carbonique y prédomine. Les vaisseaux capillaires, ainsi nommés à cause de leur finesse, servent au passage du sang allant des artères dans les veines. Ils sont susceptibles de former, comme les artères, des anévrismes, c'est-à-dire une poche produite par la dilatation des parois de ces vaisseaux. Ces altérations des capillaires sont microscopiques, mais elles peuvent être très nombreuses et elles expliquent parfaitement la congestion active et passive du cerveau, ainsi que l'hémorrhagie qui peut en résulter à un instant donné.

Il arrive assez souvent que la congestion cérébrale se complique de l'inflammation de la plus intérieure des membranes qui enveloppent le cerveau (la pie-mère) ; dans ce cas, il y a toujours des convulsions.

Les causes de la congestion cérébrale peuvent être divisées en quatre groupes principaux :

1° *Causes mécaniques.* — Ce sont celles qui envoient au cerveau une plus grande quantité de sang, comme l'augmentation de volume du cœur (hypertrophie), — ou celles qui entravent le retour du sang du cerveau au cœur, comme la compression des veines du cou ou une altération des membranes internes du cœur ou valvules, — les difficultés de la respiration, comme l'asthme et le catarrhe bronchique.

2° *Les causes générales.* — Il faut com-

prendre sous cette dénomination : la pléthore sanguine ou exagération du tempérament sanguin; la pléthore séreuse liée à
une constitution chloro-anémique. Dans
la première, le sang est trop fort et trop
abondant ; — la suppression d'un écoulement sanguin habituel (hémorrhoïdes,
menstruation ;) — la congestion consécutive aux repas trop copieux ; — la forme
cérébrale de la goutte et du rhumatisme ;
—l'intoxication paludéenne ou fièvre des
marais ; — enfin les altérations du sang
par les fièvres pestilentielles et certains
poisons.

3° *Les causes cérébrales*. — Ce sont :
l'excès de travail intellectuel ; — l'insola-
tion ; — le ramollissement du cerveau ; —
la première et la dernière période de la
paralysie générale des aliénés.

4° *Les causes sympathiques*. — Ce sont
les affections chroniques de l'estomac et de
l'intestin ; — l'action violente du froid et
de la chaleur (les congélations et les brû-
lures) ; — l'érysipèle de la face ; — la dentition des enfants et les vers intestinaux

Les symptômes généraux de la congestion cérébrale sont la perte subite de connaissance, le gonflement et la rougeur de
la face et des yeux, une modification dans
le diamètre des pupilles, une douleur de
tête plus ou moins violente, suivant l'in-

tensité de l'attaque, et que le malade indique instinctivement en faisant des efforts pour porter la main à la région douloureuse; la somnolence et la prostration des forces, la paralysie de la langue, d'un bras ou d'une moitié du corps; enfin, dans certains cas, des convulsions plus ou moins fortes, mais qui ne sont pas toujours un symptôme aussi grave qu'on pourrait le croire

Ces symptômes se présentent sous la forme d'une attaque, annoncée souvent quelques jours ou seulement quelques heures avant par un malaise général, des pesanteurs de tête et un affaiblissement des facultés intellectuelles, la diminution de forces et du trouble de la digestion. — L'attaque se manifeste toujours brusquement : le malade se sent indisposé, s'arrête, tend les bras en avant comme pour demander du secours et perd connaissance. Immédiatement ou observe une coloration d'un rouge sombre au visage et au cou, les yeux s'injectent de sang, la respiration devient forte, stertoreuse, le cœur bat avec violence. Quelquefois l'attaque débute ou finit par des vomissements et se complique de convulsions analogues à celles de l'épilepsie.

Les membres sont plus ou moins paralysés, et l'attaque se termine par un état de somnolence de quelques heures et un état d'affaiblissement ou de paralysie des membres qui se dissipe au bout de quelques jours.

Les attaques de congestion cérébrale n'ont pas toujours ce degré d'intensité. Elles peuvent se borner à une forme de syncope et se terminer sans paralysie en quelques heures. Mais, dans tous les cas, il faut toujours redouter des attaques plus graves et la complication, soit d'une hémorrhagie cérébrale qui emportera le malade, soit d'un ramollissement du cerveau, soit enfin trop souvent de la folie paralytique ou de l'épilepsie, quand on observe de fortes convulsions.

Traitement de la congestion cérébrale

Attirer le sang aux extrémités par tous les moyens révulsifs : 1/2 lavement avec 0 gr., 20 ou 0 gr., 30 d'émétique ; appliquer aux membres inférieures des feuilles de moutardes Rigollot; sangsues à l'anus, si les accidents ont une intensité trop grande.

Les personnes qui sont sujettes à la congestion cérébrale doivent prévenir les attaques par des mesures hygiéniques : diminution de la quantité et de la qualité des aliments, abstention de liqueurs alcooliques; purgatifs répétés (pilules avec 0 gr., 10 d'aloès); exercice régulier; abstention d'émotions fortes et surtout de la colère.

HÉMORRHAGIE CÉRÉBRALE
(APOPLEXIE)

L'hémorrhagie ou apoplexie cérébrale est un épanchement de sang dans la substance du cerveau, déterminant une suspension plus ou moins complète de l'intelligence, du sentiment et du mouvement dans une ou plusieurs parties du corps. L'épanchement sanguin ne peut se produire que par la rupture d'un vaisseau.

Les causes de la rupture des vaisseaux dépendent :

1° *De l'exagération de la tension du sang.* — Quand la pression intérieure augmente, quel que soit l'etat d'intégrité de l'artère, cette pression finira par atteindre la limite de la résistance, malgré l'extensibilité de la paroi, et il y aura rupture de l'artère.

2° *De la diminution de la pression extérieure.* — On comprend en effet que lorsque la pression extérieure diminue sous l'influence d'un état atmosphérique, il y a rupture de l'équilibre avec la pression intérieure, les petites artères se dilatent par l'effort du sang et finissent par éclater.

3° *Du défaut de résistance des parties ambiantes.* — Les vaisseaux, en général, doivent leur force de résistance, non-seulement à l'élasticité de leurs parois, mais encore à la pression qu'ils supportent de la part des tissus qui les entourent. Si donc ces tissus viennent à manquer à leur rôle vis-à-vis des vaisseaux, comme dans le ramollissement cérébral, on conçoit que la résistance artérielle diminuant et même devenant nulle, il s'en suivra une rupture et par conséquent une hémorrhagie.

4° *De l'altération des vaisseaux.* — Les parois des artérioles peuvent se dilater et former de petits anévrismes qui sont exposés à se rompre, quand les parois du sac anévrismal sont usées. Ces parois sont susceptibles également de subir une dégénérescence due à un dépôt de granulations graisseuses dans lesquelles se forment de petits cristaux de stéarine et de margarine, dont le frottement continu deviendra, au bout d'un certain temps, une cause de rupture et d'hémorrhagie.

L'hémorrhagie cérébrale se présente sous une forme aiguë ou chronique, c'est-à-dire qu'elle est foudroyante ou qu'elle se produit lentement. Dans ce dernier cas, elle est consécutive à un ramollissement plus ou moins considérable du cerveau. Elle est quelquefois annoncée par quelques symptômes précurseurs, tels que des douleurs de tête, des vertiges, une tendance au sommeil, etc.

L'hémorrhagie foudroyante frappe brusquement ; le malade tombe par terre comme le bœuf assommé par le boucher, en présentant d'emblée les sympômes suivants :

Perte de l'intelligence ;

Perte de la sensibilité ;

Perte du mouvement.

La respiration est bruyante et stertoreuse (ronflement), la face exprime la stupeur et les traits sont tiraillés convulsivement, et une des commissures de la bouche est déviée en bas; il y a aussi des évacuations involontaires et des vomisements.

Souvent la mort arrive, sans que le malade ait repris connaissance, au bout de quelques heures. Si, au contraire, il résiste à l'attaque, on s'aperçoit qu'il est paralysé d'une moitié du corps et que la parole est embarrassée. Cet état d'infirmité est très grave, la paralysie diminue très lentement, le bras et la jambe reprennent insensiblement leurs fonctions et une nouvelle attaque ne tarde pas à frapper un dernier coup sous lequel le malade succombe.

L'hémorrhagie chronique, et c'est la plus fréquente, se manifeste moins brusquement. Les malades s'aperçoivent que les mouvements des membres d'une moitié du corps deviennent plus difficiles ou qu'ils sont engourdis, que la parole est moins facile, et cela sans avoir perdu un seul instant connaissance. D'autres éprouvent un étourdissement ou un vertige qui les forcent à s'appuyer ou à s'asseoir, s'ils sont debout, mais ils conservent la plénitude de leur raison, et quand ils veulent se lever, on constate la paralysie, soit d'un bras ou d'une jambe, soit des deux à la fois.

Cette forme d'hémorrhagie cérébrale n'a cependant pas moins de gravité que la forme foudroyante.

La guérison de l'apoplexie est *extrêmement* rare; le mouvement revient difficilement, l'intelligence n'a jamais la même netteté, la sensibilité morale est exagérée et il arrive que les pauvres malades tombent en enfance, mais le plus souvent ils succombent à une nouvelle attaque.

L'apoplexie est une maladie de l'âge mûr et de la vieillesse; elle frappe cependant quelquefois les jeunes gens. Les hommes y sont beaucoup plus sujets que les femmes. Il existe une certaine constitution apoplectique: les individus sont gras, plé-thoriques; ils ont la tête grosse, la face empourprée, le cou court.

Traitement

Immédiatement après l'attaque, appliquer des sinapismes aux membres inférieurs; administrer un 1/2 lavement avec 0 gr., 30 à 0 gr., 40 d'émétique et faire prendre par petites cuillerées un cordial quelconque. Il est inutile de tirer du sang.

Quand le malade commence à revenir à l'état normal, le purger fréquemment avec des pilules d'aloès, faire quelques frictions excitantes sur les membres paralysés. Enfin, se défier des moyens spécifiques inutiles ou dangereux.

RAMOLLISSEMENT CÉRÉBRAL

Le ramollissement du cerveau est une affection très grave; elle précède ou elle suit l'apoplexie. Elle affecte les hommes de quarante à soixante ans, principalement ceux qui ont fait de grands excès alcooliques et vénériens.

La maladie débute par une sensation de fourmillement dans les pieds, des douleurs passagères, des crampes et par l'affaiblissement d'un ou plusieurs membres.

On observe ensuite le tremblement des membres, des maux de tête fréquents se localisant dans une de ses parties; — chez les-vieillards, l'intelligence diminue, la mémoire se perd, la volonté ne se fait plus sentir, les malades pleurent ou rient sans motif et tombent dans la démence, présentant une physionomie hébétée et sans expression,

La sensibilité et la motilité sont diminuées et arrivent petit à petit jusqu'à la paralysie. Tout l'organisme va en décroissant et marche vers la décrépitude; enfin, les malades font sous eux et ils meurent dans une cachexie profonde ou à la suite d'une hémorrhagie cérébrale.

Quelques médecins ont décrit une forme apoplectique du ramollissement cérébral avec perte du mouvement volontaire et conservation de l'intelligence; d'autres ont parlé d'une forme délirante avec agitation sans paralysie. Nous pensons que ces formes doivent se rapporter, soit à une congestion, soit à une hémorrhagie partielle qui compliquent toujours le ramollissement. Les lacunes qu'on trouve dans la

substance cérébrale proviennent très probablement de petits épanchements san-
guins ; le délire et l'agitation sont liés certainement à un état congestif et inflammatoire des parties superficielles du cerveau.

En général, chez les sujets encore jeunes,
le ramollissement suit une marche lente
et chronique, et les malades assistent à l'a-
bolition progressive de leurs facultés, dont
ils ont souvent consience et dont ils souf-
frent moralement. Les facultés intellectuelles qui peuvent, dans certans cas, diminuer et disparaître complétement, restent chez ceux-ci le plus souvent intac-
tes, au point que lorsque les troubles du
mouvement subissent une amélioration,
on peut croire à une guérison complète.
Il est même des cas où le ramollissement existe sans présenter aucun symptôme et suit une marche insidieuse donnant lieu à des manifestations incon-
stantes, variables et irrégulières. Le ramollissement du cerveau tient essentiellement à un défaut de nutrition de la substance cérébrale par suite de l'oblitération
des vaisseaux nourriciers. Cette oblitération a lieu, soit par ossification des artères,
comme l'a démontré le professeur Rostan,
en 1820, ou par un caillot sanguin (embolie)
qui arrête le cours du sang, comme l'a dé-

couvert le docteur Virchow, de Berlin, en 1847, et comme l'avaient constaté, bien avant lui, les docteurs Lenoir et Laugier, de la Faculté de Paris. Ces caillots prennent quelquefois leur source dans certaines altérations du cœur, comme l'ont dit MM. Chomel et Vulpian. Ces découvertes anatomiques ont été récemment démontrées expérimentalement par les médecins de la Salpétrière, qui ont produit sur des animaux des ramollissements du cerveau, en introduisant dans les artères des corps étrangers.

Le ramollissement de la substance cérébrale présente plusieurs périodes. Dans la première, on observe l'altération des petits vaisseaux et une disparition des éléments nerveux; dans la seconde, les circonvolutions se recouvrent de plaques jaunes assez dures, et dans les parties profondes il se forme des lacunes qui se remplissent d'un liquide blanchâtre, qu'on appelle *lait de chaux*; dans la troisième période, la pulpe cérébrale, complétement désorganisée, disparaît, et on voit de véritables ulcérations de cette substance.

Le traitement du ramollissement cérébral réside presqu'entièrement dans l'hygiène. Au début, on devra tenter une révulsion sur l'intestin et purger fréquemment le malade, — poser quelques sangsues derrière les oreilles. Plus tard, application de vésicatoires sur la tête, séton ou cautères à la nuque, emploi de révulsifs énergiques aux extrémités et sur l'intestin,

Le ramollissement de la moelle épinière présente, au point de vue des lésions anatomiques, une grande analogie avec le ramollissement du cerveau. Il est souvent limité à une seule région, principalement à la portion dorsale.

La maladie s'annonce également par l'engourdissement, le fourmillement des membres inférieurs et par des crampes. Les mouvements deviennent incertains, troublés par des secousses convulsives.

Une douleur fixe se fait sentir dans un point de la colonne vertébrale; des douleurs vagues se montrent aussi dans les membres et dans la poitrine. Bientôt survient la paralysie, en s'étendant de bas en haut.

Comme dans le ramollissement cérébral, les malades deviennent gâteux. La paralysie atteint les muscles de la poitrine, la respiration s'embarrasse et la mort survient par asphyxie.

Cette maladie est susceptible quelquefois d'amélioration. Le traitement consiste, soit en émissions sanguines à la région où a lieu le ramollissement, soit en une révulsion énergique, cautères, séton, pointes de feu. On emploie aussi avec succès l'électricité et la préparation de strychnine et de noix vomique.

NÉVROSES

CLASSIFICATION PHYSIOLOGIQUE

D'après le rôle physiologique attribué aux différentes parties du système nerveux, nous diviserons les névroses en trois classes :

1° *Les névroses centrales*, dépendant du système nerveux central : cerveau, cervelet et moëlle épinière.

2° *Les névroses périphériques*, dépendant des nerfs crâniers et vertébraux, depuis leur origine jusqu'à leur terminaison dans les tissus.

3° *Les névroses viscérales*, dépendant du nerf grand-sympathique.

Nous avons déjà dit qu'indépendamment des facultés intellectuelles et des sens, le système nerveux est le siége de la *sensibilité* et du *mouvement*. Nous nous trouvons par conséquent conduit à admettre la subdivision de chaque classe de névroses en névroses de la sensibilité et névroses du mouvement.

Les névroses de la sensibilité sont la névralgie et l'anesthésie, provoquées par une altération, à un degré différent, de l'innervation sensible des centres nerveux ou des ramifications nerveuses.

Les névroses du mouvement sont les convulsions et la paralysie, provoquées également par une altération plus ou moins grande de la force motrice des centres nerveux.

[NÉVROSES CENTRALES
DE LA SENSIBILITÉ.

Les modifications de la sensibilité du système nerveux central sont l'hyperesthésie, c'est-à-dire l'exagération de la sensibilité et l'anesthésie, qui signifie l'abolition et la perversité de cette faculté.

Dans la première catégorie sont com-

prises la névralgie du cerveau (migraine),
et la névralgie de la moëlle épinière. La
seconde comprend la paralysie de la sensibilité centrale, qui est toujours liée à une
lésion profonde de la substance cérébrale,
comme le ramollissement du cerveau, ou
à l'action d'agents stupéfiants, comme l'alcool, l'opium, le chloroforme, l'éther, et à
une contention exagérée de l'esprit; elle
est d'ailleurs, dans ce cas comme dans les
autres, toujours accompagnée de la paralysie de la sensibilité des nerfs.

MIGRAINE.

La migraine, comme l'ont pensé Rom-
berg et Axenfeld, est une névralgie cérébrale qui siége tantôt dans une seule moitié du cerveau, tantôt qui est bornée à une
seule région de la tête, au front, au sourcil, à la tempe, à l'occiput; qui est souvent
accompagnée de vomissements et de troubles de la vue et qui se manifeste par accès d'une durée et d'une intensité variables.

La migraine s'annonce assez fréquemment le matin, à l'heure du lever, par des

malaises, une lassitude physique et morale, par quelques frissons et du dégoût des aliments, quelquefois par des bourdonnements d'oreille et des obscurcissements de la vue. Ces symptômes ne tardent pas à être suivis d'une douleur violente qui se localise à une des régions que nous avons indiquées et qui s'étend ensuite aux parties voisines. Les malades éprouvent des sensations différentes dont la plus fréquente est celle qui consiste dans les mouvements brusques du cerveau ; ils ne peuvent supporter ni la lumière, ni le bruit.

En appliquant le doigt sur les artères temporales, on les sent battre violemment et chaque battement correspond à une douleur plus vive. Le malaise devient général, les envies de vomir se renouvellent plus ou moins fréquemment, mais ne sont pas toujours suivies d'effet.

Après une période de temps plus ou moins longue, entrecoupée d'accroissement et de diminution de la douleur, les malades sont souvent pris de sueurs ou d'hémorrhagie nasale et finissent par s'endormir. Généralement, ils se réveillent guéris.

Le retour des accès est très variable pour chaque malade et on ne peut sous ce rapport rien préciser.

Il existe des rapports sympathiques très étroits entre le cerveau et l'estomac. La migraine, on le sait, enlève l'appétit et produit des nausées et des vomissements. Les violentes émotions ont aussi un retentissement sur l'estomac. J'ai constaté bien souvent depuis quelques années des troubles digestifs chez certains commerçants qui n'avaient pas d'autre origine que l'embarras de leurs affaires. Réciproquement les troubles de l'estomac agissent sympathiquement sur la tête et déterminent des migraines.

Certains troubles de la vue proviennent, comme nous l'avons déjà dit, de migraines habituelles : Valsalva a rapporté l'observation d'une dame de Bologne, que les migraines rendaient totalement aveugle pendant qu'elles duraient, ordinairement trois jours, et qui recouvrait la vue dès que les douleurs finissaient.

Camerarius a vu un fait analogue : c'était un homme que de violentes migraines rendirent tout à coup aveugle et qui recouvra la vue subitement, dès que le laudanum lui eut procuré du sommeil et ôté les douleurs.

Tout le monde sait que certaines migraines sus-orbitaires proviennent des affections des dents. Nous avons lu dans l'ouvrage de Fauchart l'histoire d'une femme tourmentée d'une migraine cruelle qui résista à tous les remèdes, mais qui céda de suite à l'extraction de deux dents cariées, qui en étaient la seule cause.

Certaines migraines dépendent fréquemment aussi des maladies chroniques, de la goutte, du rhumatisme, de la syphilis, dont elles sont un des symptômes principaux et constants.

Traitement.

Le traitement de la migraine comprend deux indications : agir sur la cause, c'est la médication dominante, qui est extrêmement variable, et calmer la douleur. Cette seconde indication se trouvera remplie par un des moyens suivants :

1° Solution.

Eau distillée. . . . .   100 gr.
Bromure de potassium . . .   4 gr.
Sirop d'écorce d'orange amère   30 gr.

A prendre en trois fois à un quart d'heure d'intervalle.

2° Infusion de café . . . . . .   100 gr.
Chlorydrate de morphine   0 gr. 02

On fait dissoudre le chlorhydrade de morphine dans le café, et on le prend en deux fois, à dix minutes d'intervalle, — Cette médication doit être prise de préférence quand la migraine est liée à des troubles digestifs.

3° On a réussi souvent à la faire avorter en prenant 2 grammes de guarana au moment où se fait sentir le commencement de l'accès.

La névralgie de la moëlle épinière est caractérisée par la douleur dans une région de la colonne vertébrale et par un ensemble de troubles fonctionnels multiples et variables. Comme pour la migraine, la douleur est le signe caractéristique de la névrose; elle augmente par la pression et par la chaleur et se propage aux régions voisines.

Son caractère est inconstant: elle donne tantôt une sensation de contusion, tantôt une sensation de brûlure ou de choc électrique. Les troubles fonctionnels sont des névralgies dans les membres, des douleurs intermittentes qui se font sentir dans l'estomac, dans l'intestin, dans les reins et dans les organes génito-urinaires, des palpitations du cœur, des accès de suffocation, des battements dans les artères de la région, analogues aux battements des artères temporales de la migraine. Enfin, la cessation de l'accès névralgique s'annonce, comme dans cette dernière maladie, soit par un mouvement fébrile, des sueurs, soit par une hémorrhagie.

La marche de cette névralgie est très irrégulière; ses symptômes sont très inconstants; elle passe souvent inaperçue, ne se manifestant que par des troubles fonctionnels; elle amène rapidement la prostration des forces et l'amaigrissement à la suite des troubles digestifs qu'elle engendre.

Elle n'est souvent qu'une manifestation nerveuse du rhumatisme, de la goutte ou de la diathèse tuberculeuse ; elle disparaît et reparaît sans cause appréciable, mais elle a toujours un retentissement considérable sur tout l'organisme.

Traitement

Le traitement consiste dans les indications fournies par l'état général du malade, dans l'application soit de ventouses scarifiées à la région douloureuse, soit de vésicatoires pansés avec deux ou trois centigrammes de morphine, et faire des frictions excitantes. L'hydrothérapie pourra aussi être associée très utilement à cette médication.

NÉVROSES CENTRALES
DU MOUVEMENT

PHYSIOLOGIE PATHOLOGIQUE

Les névroses centrales du mouvement ont pour caractères essentiels la *paralysie, les convulsions et le tremblement*.

Les convulsions sont des contractions anormales des muscles de la vie de relation ; les spasmes sont des contractions des muscles de la vie organique.

Les convulsions ont donc pour agents les nerfs cérébro-spinaux, et les spasmes, le nerf de la vie organique, le grand sympathique.

Etablissons également : 1° que les symptômes produits par la contraction musculaire, considérée en elle-même, sont la rigidité des muscles et la saillie des tendons ; 2° que les symptômes immédiats sont l'anémie des muscles contractés, la congestion des autres tissus, l'hémorrha-

gie capillaire et les troubles des mouvements des membres où se produit la convulsion.

Cela posé, quels sont les éléments organiques qui interviennent dans la manifestation d'un mouvement normal ou pathologique ?

Ce sont :

1° La fibre musculaire contractile ;

2° La fibre nerveuse ;

La première est l'élément mécanique de
la contraction ; la seconde est l'élément
conducteur de la puissance innervante, du
fluide nerveux qui se produit dans les
centres de l'innervation, sous l'influence
d'un liquide excitateur, qui est le sang.
Cette dernière proposition est parfaitement démontrée par l'expérience de
M. Claude Bernard : lorsqu'on lie les artères carotides d'un animal, les convulsions éclatent subitement. Si après, on
laisse le sang prendre son cours, les convulsions cessent et l'animal revient à son
état normal.

La paralysie est la perte de la faculté
des muscles à se contracter, sous l'influence des excitants ordinaires, c'est-à-
dire : l'impulsion de la volonté, ou une
impulsion sensitive, donnant lieu à un
mouvement reflexe, ou enfin, une action
spontanée des centres moteurs. Cette dé-

finition, que nous empruntons à M. le professeur Axenfeld, est suivie de l'explication suivante de cet auteur : « D'après cela, les membres devront être considérés comme étant le siége d'une paralysie, si le malade est impuissant à les mouvoir volontairement, même quand on y verrait se produire des contractions énergiques à la suite du pincement de la peau, quand même l'électricité ou tout autre stimulant artificiel y démontrerait la persistance de la contractilité musculaire. »

Le tremblement est un trouble de la motilité, analogue à la paralysie, caractérisé par une succession de petites secousses convulsives, et par la faiblesse des contractions volontaires des muscles. C'est pour ainsi dire le trait d'union entre la paralysie et les convulsions.

La physiologie pathologique de ces phénomènes nerveux repose d'ailleurs sur la physiologie expérimentale. On sait que la contraction musculaire est formée de secousses multiples, phénomène qui a fait considérer la contraction comme un tétanos commandé par la volonté, et duquel Weber, après sa découverte du tétanos électrique, au moyen de courants rapidement interrompus, a conclu que le tremblement des paralytiques n'est qu'une fusion incomplète de ces secousses due à un défaut d'innervation.

M. le professeur Marey, du collége de France, a prouvé expérimentalement le mécanisme de la fusion des secousses musculaires. Ces secousses produites à de courts intervalles, et dont chacune n'a pas le temps de s'accomplir en entier, avant que la seconde arrive, se fusionnent, et plus ces secousses sont fréquentes, plus la fusion est complète, à tel point, qu'avec une fréquence donnée, toute secousse cesse d'être visible.

Quant à cette secousse elle-même, élément primitif de la contraction, elle est due à la formation, dans chaque fibre musculaire, d'une onde qui parcourt cette fibre dans toute sa longueur. Donc, suivant le degré d'amplitude, de la durée, de la forme de ces secousses et de la rapidité de leur mode de succession, on expliquera les modifications de la fonction motrice des muscles. Les secousses musculaires seront d'autant plus amples, d'autant plus rapides et fréquentes, que l'excitation qui les a provoquées, a été plus intense.

Inversement, elles seront plus prolongées, lentes et rares, en raison du peu d'énergie qui les provoque.

D'après ces données de l'expérimentation physiologique, il est rationnel d'attribuer le tremblement, la paralysie et les convulsions au ralentissement de la force excito-motrice, dû, soit à une lésion anatomique des centres nerveux, soit à leur excitation incomplète, par une altération des qualités du sang, et de considérer ces phénomènes anormaux comme une décomposition de la contraction musculaire en ses éléments primitifs.

NÈVROSES CONVULSIVES

DANSE DE SAINT-GUY (CHORÉE)

La danse de Saint-Guy, désignée aussi sous le nom de chorée, est une névrose convulsive, caractérisée par des contractions musculaires involontaires, essentiellement irrégulières. Axenfeld l'a définie : un mélange des mouvements convulsifs et volontaires, et M. le professeur Bouilland, le délire des muscles.

La danse de Saint-Guy affecte les enfants à l'âge de la seconde dentition, et se
montre fréquemment chez les jeunes filles
chlorotiques à l'époque où elles se forment. Son début est lent et graduel, sa
marche chronique. Elle s'annonce par des
troubles légers de l'intelligence et des
mouvements, et suit une marche progressive.

C'est dans un bras ou dans une jambe
que commencent les contractions choréiques. Elles s'étendent ensuite aux membres du côté opposé, gagnent les membres
de la face, des lèvres, des paupières et de
la langue, avec une intensité plus ou moins
grande. Ces contractions sont irrégulières,
involontaires, analogues à des secousses;
elles se succèdent avec une rapidité extraordinaire.

« Rien de plus bizarre, plus varié, plus
grotesque et en même temps de plus pénible à voir que le jeu de la physionomie
chez les choréiques : les téguments du
front s'agitent convulsivement, se plissent,
se déplissent; les sourcils se relèvent, se
contractent ou se dépriment; les paupières
clignent et se meuvent avec rapidité; les
lèvres, qui sont tiraillées en tous sens,
s'écartent ou se resserrent comme pour
déguster, ou frappent l'une contre l'autre
en produisant une sorte de bruit de sou-

pape, en entraînant même la mâchoire inférieure; la bouche s'ouvre ou se ferme, s'agrandit ou s'allonge; les commissures se relèvent ou s'abaissent successivement à droite ou à gauche; enfin les yeux peuvent se convulser en dedans ou en dehors, en haut ou en bas, osciller en place ou se contourner, de sorte qu'il en résulte l'aspect le plus singulier, les expressions les plus ridicules, et que tour à tour on voit se dessiner sur le visage la colère, l'indignation, le spasme cynique; en un mot, les passions les plus diverses et les plus opposées.....

» Les muscles qui sont le plus souvent et le plus vivement attaqués, sont ceux des membres. De là, une démarche toute spéciale, des espèces de glissades, d'enjambées, d'écarts, de sauts irréguliers, des chutes fréquentes, et, si le désordre des mouvements est considérable, des titubations, la projection du corps en tous sens..... Sans cesse agités, ils se livrent aux contorsions les plus bizarres et usent avec rapidité les vêtements..... Pour amener le bras à un point donné, sur la tête, par exemple, l'enfant le relève brusquement et, après avoir heurté le tronc et le visage, il finit, après un certain nombre de détours, par le placer dans l'endroit indiqué, mais sans pouvoir le maintenir dans cette position... Veut-il porter un verre à la bouche pour boire, il ne peut y parvenir qu'après mille gesticulations pareilles à celles des histrions, jusqu'à ce que le hasard lui fasse rencontrer les lèvres; alors il vide rapidement le verre et avale le liquide d'un trait. » (Sydenham) Axenfeld.

La voix est modifiée dans son timbre; la prononciation est embarrassée et se fait par saccades.

Ces symptômes ne se montrent pas toujours avec la même intensité; ils sont susceptibles de diminuer et de disparaître même par moments. Enfin, ils sont complétement suspendus pendant le sommeil.

La danse de Saint-Guy s'accompagne presque toujours d'un certain affaiblissement des facultés intellectuelles et peut quelquefois se compliquer de folie. Nous l'avons vue plusieurs fois associée à l'hystérie; elle devient alors très grave et l'intelligence sombre invariablement.

Nous verrons plus loin les rapports de la danse de Saint-Guy avec le rhumatisme; mais elle peut avoir aussi pour causes la masturbation ou une grande frayeur chez un enfant anémique; enfin, et on en comprendra la gravité, une altération tuberculeuse des centres nerveux.

Traitement.

Il dépend de la cause de la chorée, et la dominante ne peut être formulée que conditionnellement.

Dans la chorée rhumatismale, on aura recours au spécifique de la diathèse rhumatismale (teinture de colchique, bains de vapeur, sulfureux, etc.)

Dans la chorée chlorotique, le fer et les toniques. La valérianate double de fer et de quinine, et le phosphate de chaux seront bien indiqués. Nous avons guéri radicalement l'année dernière, par ce moyen, une jeune fille pensionnaire d'un couvent de la Légion d'honneur, en deux mois. La variante du traitement devra s'attaquer aux symptômes. On calmera le désordre des mouvements avec les préparations opiacées, les inhalations d'éther, les lavements d'asafœtida et quelques cuillerées à café de sirop de chloral.

Le traitement par les sels de strychine nous a donné de très bons résultats, mais l'indication est difficile à saisir, et il est indispensable que cette médication soit surveillée de près par un médecin.

ÉPILEPSIE.

L'épilepsie, désignée aussi sous le nom de *haut mal, mal caduc*, est une névrose chronique caractérisée par des accès convulsifs plus ou moins fréquents accompagnés de perte complète de connaissance, et précédée quelquefois d'une sensation particulière appelée *aura*. L'attaque d'épilepsie est quelquefois annoncée par des symptômes très variables et qui sont particuliers à chaque malade. Le plus souvent, c'est dans les modifications du caractère que l'on peut prévoir l'approche des accès, mais il n'y a rien de régulier dans la forme des signes précurseurs.

L'attaque d'épilepsie se divise en plusieurs périodes distinctes. Dans la première, le malade pousse un cri, pâlit et tombe foudroyé, insensible à toutes les excitations.

Dans la seconde, il est pris de convulsions tétaniques; les muscles se roidissent et les membres sont immobilisés. La tête est rejetée en arrière ou un peu sur le côté, la face se colore, les yeux sont fixes, la bouche, à moitié ouverte, laisse passer la langue et s'emplit de salive. Cette période, comme la première, ne dure que quelques secondes.

La troisième se manifeste par des convulsions cloniques qui ressemblent d'abord à des secousses localisées dans différents points du corps et qui ont une certaine analogie avec les commotions électriques. Les convulsions se généralisent ensuite et prennent le cachet spécial de la maladie. La face devient pourpre et le siége d'affreuses contorsions. Les yeux, sans expression, roulent dans leurs orbites ; la bouche grimace horriblement et la langue, pendante, est serrée entre les dents. Les lèvres, agitées en tous sens, laissent échapper une salive écumeuse et sanguinolente. Les dents grincent, les oreilles deviennent rouges et fortement congestionnées. L'ensemble de la physionomie est hideux.

Tous les muscles du corps, et principalement ceux des membres, sont agités par des mouvements violents et saccadés ; un des avant-bras est ordinairement tourné en pronation avec la main fermée et le pouce rentré dans la paume ; il présente un état convulsif assez régulier, rappelant un peu le mouvement du bras d'une personne qui rince une bouteille.

La respiration, suspendue pendant la période tétanique, reprend son cours, le cœur bat avec violence et irrégularité, l'urine s'écoule librement, quelquefois accompagnée d'excrétion involontaire des matières alvines.

Après deux ou trois minutes, les convulsions diminuent, les membres cherchent à exécuter quelques mouvements volontaires, l'œil redevient fixe et hagard, une somnolence profonde s'empare du malade, et il s'endort en faisant entendre une respiration bruyante, il ronfle.

Quelquefois il se fait des hémorrhagies par le nez, les yeux, les oreilles, les bronches. Il peut s'en produire aussi dans le cerveau, mais celles-ci sont mortelles.

Après quelques instants de sommeil, le malade se réveille, fatigué, étourdi, avec un air stupide. Il reprend ses fonctions, sans autre complication, si les attaques ne sont pas trop fréquentes. Autrement, son intelligence s'affaiblit et il tombe dans la démence.

L'intensité des accès est aussi très variable: quelquefois ils se succèdent les uns aux autres et constituent ce qu'on appelle des attaques imbriquées qui ont une grande gravité; d'autres fois ils se présentent sous une forme tellement légère, qu'on les a appelés *vertiges*. En l'espace de quelques secondes, au milieu d'une conversation ou d'une occupation quelconque, subitement la face pâlit, le regard devient fixe, la physionomie prend une expression abrutie et tout est fini. A part une certaine infidélité de la mémoire, personne ne s'aperçoit de rien. Tel est le vertige épileptique auquel notre ancien maître, M. Calmeil, a donné très justement le nom d'*absence*.

Cependant cet état d'absence peut devenir le point de départ de désordres plus considérables, surtout du côté de l'intelligence. Trousseau a donné l'observation d'un magistrat qui était sujet au vertige épileptique, et qui un jour, pendant que ses collègues délibéraient, se leva tout d'un coup et alla pisser au milieu de la salle d'audience, très inconscient de l'acte qu'il faisait.

L'épilepsie se montre aussi sous une forme larvée. Nous avons soigné une dame demeurant aux environs de Paris, qui appartenait à une famille d'épileptiques et dont la maladie se manifestait par la bizarrerie du caractère et une sorte de migraine à forme intermittente. Les formes que peut prendre l'épilepsie varient beaucoup. Il y a des malades qui ne font que remuer la tête, d'autres les bras et les jambes; d'autres ferment les mains; d'autres tournent; d'autres enfin se mettent à courir; mais, règle générale, tous perdent absolument le sentiment et ne conservent aucune idée de ce qu'ils ont éprouvé. Chez un jeune homme épileptique dont parle Tissot, l'accès était très bizarre : il croyait voir venir au galop, et avec un grand bruit, un carrosse dans lequel il y avait un petit homme en bonnet rouge ; craignant d'être écrasé par ce carrosse, il tombait raide et sans connaissance, et un instant après il revenait à lui.

Nous avons connu un médecin aliéniste appartenant à une famille entachée de vésanie. Doué d'un caractère froid et ombrageux, ayant des idées de mysticisme religieux, il était pris parfois brusquement et sans raison de colère furieuse accompagnée d'un certain délire des persécutions ; il nous faisait penser à ce que disait Esquirol : « Un ami épileptique n'est pas un don du ciel. »

Ces états ne sont pas très graves, mais ils sont susceptibles de subir avec l'âge des modifications funestes. Ils ne guérissent pas.

Les épileptiques ont une physionomie particulière. Le front est ridé, les sourcils sont très arqués, les paupières épaisses, les yeux saillants et fixes ; les lèvres sont fortes, avec une coloration foncée. L'expression de la figure est l'abrutissement et la stupidité. Toute la démarche est lente et roide.

Ces pauvres malades, quand ils ne perdent pas la raison, sont toujours atteints d'un certain affaiblissement des facultés intellectuelles; ils perdent la mémoire, se montrent orgueilleux et susceptibles à propos de rien, enfin ils sont souvent atteints de passions dégoûtantes.

La physiologie pathologique de l'épilepsie est la même que celle de toutes les névroses convulsives.

Les autopsies des épileptiques ne nous ont montré, jusqu'à présent, aucune lésion constante, ce qui s'explique facilement, car les causes de l'épilepsie sont fort nombreuses. Indépendamment des états généraux de l'organisme, comme nous le verrons plus loin, il faut citer l'hérédité. Boerhaave disait qu'il avait vu mourir épileptiques tous les enfants d'un homme qui l'était. Lusitanus avait observé une famille épileptique : le père, ses huit fils et trois petits-fils furent atteints jusqu'à leur mort; un arrière-petit-fils, seul rejeton de la famille, devint épileptique aussi, mais il en fut guéri au moyen du cautère.

La peur est très souvent aussi une cause d'épilepsie pour les sujets qui y sont prédisposés. Van Swieten a vu un enfant si fort effrayé par un gros chien qui lui sauta dessus, qu'il fut pris immédiatement d'un accès d'épilepsie qui se renouvelait toutes les fois qu'il entendait aboyer un chien.

Tissot raconte « qu'il fut consulté par un maçon qui, voyageant la nuit, à la fin du siècle dernier, dans le temps où tout le monde alors parlait de la fameuse hyène du Gévaudan, rencontra un chien qui courait dans un sentier étroit; il se crut saisi par cet animal, arriva tremblant chez lui, et eut le lendemain un accès terrible d'épilepsie, qui depuis lors est revenu plusieurs fois et a toujours commencé par une violente crampe dans l'une ou l'autre des mains. » Le même auteur rapporte également l'observation d'une dame extrêmement aimable qui devint épileptique à l'âge de vingt-quatre ans, effrayée par les propos insolents et indécents d'un fou; et celle d'une jeune fille, en voyant deux domestiques, en se battant, tomber dans un réservoir.

L'épilepsie peut aussi n'avoir d'autre cause qu'une action sympathique sur le cerveau.

Fabrice de Hilden rapporte le fait suivant : Une jeune fille de dix ans se mit, en badinant, dans l'oreille gauche, une petite boule de verre; différents chirurgiens, n'ayant pu parvenir à l'extraire, les douleurs de l'oreille se calmèrent, mais tout ce côté de la tête devint douloureux; il se joignit à cet état un engourdissement général, d'abord de tout le bras gauche jusqu'au bout des doigts, ensuite de la cuisse, de la jambe et du pied ; ces engourdissements se changèrent d'abord en douleurs très aiguës, puis on vit apparaître des attaques d'épilepsie. Il y avait déjà six ans que cet état durait, lorsque la mère alla consulter Fabrice, qui tout d'abord ne réussit pas mieux que les autres, mais ayant eu connaissance de l'accident arrivé dans l'oreille, il comprit que c'était là la cause de la maladie nerveuse, et il parvint à sortir le globe de verre. Dès ce moment, tous les symptômes disparurent, la jeune fille se rétablit et se porta ensuite à merveille.

Les affections de l'estomac et des intestins peuvent être aussi des causes prédisposantes agissant sympathiquement. Il en est de même des vers intestinaux. Les observations de cette nature sont extrêmement fréquentes ; en voici une très-remarquable : Une petite fille âgée de sept ans fut atteinte de catalepsie pendant trois ans, puis elle devint épileptique avec des accès si fréquents, qu'elle tomba dans une imbécillité totale avec perte absolue de la mémoire, de façon qu'elle ne reconnaissait pas sa mère, mangeait ses excréments, etc. Elle rendit un ver solitaire, et immédiatement les accès convulsifs cessèrent : trois jours après elle reconnut sa mère, et peu à peu les facultés revinrent; enfin elle recouvra complètement la santé.

Les affections des reins, de la vessie, de la peau, les tumeurs qui se développent sur le trajet d'un nerf ou dans le cerveau, peuvent être également des causes d'épilepsie, mais il faut en chercher le plus souvent l'origine dans les maladies constitutionnelles.

Traitement.

On a essayé toutes les médications possibles contre l'épilepsie; aucune n'avait encore aussi constamment réussi, avant les succès obtenus par M. F. Voisin, médecin de la Salpêtrière, avec le bromure de potassium, lorsque la névrose n'est pas liée à une autre maladie.

Ce sel doit être à l'état absolu de pureté. Il doit être administré d'une façon continue et progressive. Il est nécessaire que le malade soit continuellement sous l'influence de son action. En procédant de cette façon, nous avons obtenu, il y a quelques années, un résultat merveilleux sur un jeune homme de vingt-trois ans, dont la famille habite le midi de la France.

Plusieurs fois déjà on lui avait fait prendre du bromure de potassium sans obtenir le moindre résultat. Son père nous pria de lui donner nos soins et d'instituer le traitement tel que nous le lui avions expliqué. La dose de bromure de potassium, fixée le premier jour à 2 grammes, pris en solution, et à intervalles égaux pendant les vingt-quatre heures, fut portée à 10 grammes au bout de dix jours, à 16 grammes le seizième jour. Cette dose ne fut pas dépassée. Les attaques, qui étaient de trois à quatre par vingt-quatre heures, devinrent moins fréquentes. Le trentième jour on n'observait plus que des vertiges. Le malade, qui était abruti et gâteux, put monter à cheval et reprendre son piano. Le traitement dure toujours, et depuis six ans il n'y a pas eu de récidive.

HYSTÉRIE

L'hystérie est un état nerveux général, dont la plus haute expression consiste dans un nombre plus ou moins considérable d'accès convulsifs de tout le corps, avec perte de la connaissance, et qui a pour caractères principaux des troubles généraux de la sensibilité, et particulièrement la sensation d'un corps rond, montant de l'épigastre au cou, déterminant des phénomènes de constriction et de strangulation.

L'hystérie est une affection propre au sexe féminin, aux jeunes filles et aux jeunes femmes.

L'attaque d'hystérie convulsive s'annonce souvent par des symptômes variables, dont les plus constants sont un état général de malaise, avec des douleurs dans la tête et dans les membres; des alternatives de tristesse ou de joie exagérées; des pleurs ou des rires; une inquiétude générale; des bâillements, des pandiculations et des soupirs, ainsi que la sensation d'une boule, qui remonte de l'estomac à la gorge.

La première période de l'accès hystérique est caractérisée par un phénomène de strangulation et de constriction douloureuse. Les malades portent la main au cou comme pour arracher un poids qui comprime le passage de l'air, et perdent connaissance.

La seconde période est marquée par l'apparition de convulsions, qui se généralisent immédiatement, et qui sont accompagnées de cris déchirants et de lamentations.

L'intensité des convulsions est tellement grande, que plusieurs hommes ont peine à contenir une jeune fille de force moyenne. La tête est rejetée en arrière, en avant, sur les côtés; la figure est rouge, mais elle n'a aucune analogie avec la figure des épileptiques; elle ne grimace pas; la bouche et les yeux sont exempts de convulsions; les narines sont agitées violemment, et les dents font entendre des grincements. L'ensemble de la physionomie exprime la douleur, la colère et le désespoir.

Les membres sont agités en tous sens. Les mains se crispent et se portent à l'estomac ou au cou, comme pour arracher le mal qu'elles y ressentent. La poitrine, presqu'immobile au début, est agitée par des mouvements précipités; sa respiration est saccadée et rapide, et le cœur bat avec violence. Le bassin est propulsé en avant d'une façon cynique.

Le corps se meut comme un ver, par sauts et par bonds. Les mouvements généraux qu'il exécute, ressemblent à ceux d'un athlète qui se débat et qui lutte contre un adversaire supérieur.

Cet accès dure pendant quelques minutes, mais l'attaque d'hystérie se compose de dix à vingt accès de même durée, entre lesquels les malades restent dans un état syncopal, accompagné de délire hallucinatoire, d'extase, de somnambulisme et parfois aussi de paralysie provenant d'un épanchement de sang dans le cerveau.

Quand l'attaque est terminée, on observe d'abord une plus grande régularité dans la respiration, la connaissance revient, une sueur abondante couvre tout le corps, les malades laissent échapper une grande quantité claire d'urine comme de l'eau de roche. Le corps est brisé, l'estomac et le ventre restent douloureux encore longtemps après. Les malades sont moroses, tristes, impatients; ils pleurent abondamment et finissent par s'endormir, laissant au sommeil le soin de réparer les désordres de ce violent orage.

Les attaques d'hystérie n'ont pas toujours ce caractère d'intensité. Très souvent les malades ne tombent pas à terre et ne font que chanceler, d'autres courent, dansent, d'autres se jettent sur les personnes avec l'intention de leur faire du mal. Les formes du caractère se montrent dans toute leur nudité. Les femmes, de constitution robuste, ayant une volonté énergique, ont des convulsions violentes, entrecoupées de cris bruyants, de délire maniaque; la jeune fille timide, au contraire, a des convulsions douces, qui se terminent dans la somnolence; les femmes nerveuses ont des convulsions généralisées et de longue durée; les femmes passionnées sont cyniques; mais ce qui est aussi très remarquable, c'est que les femmes méchantes continuent à l'être aussi dans les convulsions; elles cherchent à mordre.

Les attaques d'hystérie sont le plus

souvent incomplètes. Au lieu de présenter les périodes de strangulation, de convulsion, etc., elles ne se manifestent que par la sensation de la boule hystérique avec syncope simple, d'autrefois suivie d'extase, de catalepsie, de somnambulisme, de délire, quelquefois se terminant tout simplement par le sommeil.

L'hystérie, telle que nous l'avons décrite, est l'hystérie convulsive, désignée aussi, mais à tort, sous le nom d'hystéro-épilepsie; elle se montre le plus souvent sous la forme simple que sous les formes plus graves. On verra peut-être une certaine analogie entre l'état syncopal de l'hystérie et le vertige épileptique, mais celui-ci a toujours une gravité beaucoup plus considérable.

La physiologie pathologique de l'hystérie est la même que celle des autres névroses convulsives; les convulsions hystériques proviennent d'un ralentissement de l'innervation motrice due à une excitation incomplète des centres nerveux, et ne sont que la décomposition de la contraction musculaire en ses éléments primitifs. Le nerf grand sympathique doit cependant jouer un rôle plus considérable dans cette affection que dans les autres névroses convulsives. Il est permis de supposer qu'il se fait par lui une dépense de fluide nerveux trop considérable, au profit de l'utérus et de ses annexes ; il faut aussi faire la part des causes occasionnelles. Nous citerons d'abord la frayeur, les chagrins, les mauvais traitements, le mysticisme religieux, l'imitation, la contrariété des penchants du cœur, etc.

Les facultés mentales et affectives ont un cachet spécial chez les hystériques. Leur caractère est fantasque et capricieux. Avides d'émotions, ces malades manquent souvent de sens moral : on les voit rechercher avec la même avidité, le sermon attendrissant d'un grand prédicateur, les péripéties d'un procès scandaleux, les joies de la charité et le triste spectacle d'une exécution capitale. Mobiles dans leurs sentiments, elles passent très facilement des larmes au rire, de la joie excessive à la tristesse, de la tendresse passionnée à la colère hautaine, de la chasteté aux propos lascifs et aux idées lubriques.

Il est certain que les femmes hystériques, comme toutes les femmes en général, sont plus au moins sous la dépendance de l'utérus. Toutes les parties du corps, mais principalement le système nerveux, sont diversement affectées par les différents états dans lesquels il se trouve ou par les maladies organiques auxquelles il est sujet. On sait qu'Hippocrate disait que

« *la matrice était cause de six cents maux* », précisément à cause de la sympathie qu'elle exerce sur les autres parties du corps. Les médecins de l'antiquité comme les médecins modernes n'ont, en aucune façon, modifié l'appréciation du père de la médecine.

Rabelais lui-même, qui ne fut pas seulement le curé sceptique de Meudon, mais qui fut aussi et surtout le médecin instruit et le professeur distingué de Montpellier et de Lyon, Rabelais raconte en son langage la domination de cet organe sur tous les autres. « Nature ha dedans le corps de la femme posé, en lieu secret et intestin, un animal, lequel n'est ès hommes ; onquel quelquefois sont engendrées certaines humeurs nitreuses, bauracineuses, acres, mordicantes, lancinantes, chatouillantes amèrement : par la poincture et frétillement doloreux ! desquelles (car cet animal est tout nerveux et de vif sentiment) tout le corps est en elles esbranlé, tous les sens ravis, toutes affections intérimées, touts pensements confondus. De manière que, si nature ne leur eust arrosé le front d'un peu de honte, vous les voiriez comme forcenées, courrir l'aguillette plus espouventablement, que ne feirent onques les Prœtides et les Thyades bacchiques au jour de leurs bacchanales; parce que cestui terrible animal a colliguance à toutes les parties principales du corps, comme est évident en l'anatomie. Je le nomme animal, suivant la doctrine, tant des académiques, que des péripatétiques. Car, si mouvement propre est indice certain de chose animée, comme escript Aristote, et tout ce qui de soi se meut est dict animal, a bon droit Platon le nomme animal, recognoissant en lui mouvements propres de suffocation, de précipitation, de corrugation, de indignation : voire si violents, que bien souvent par eulx est tollu à la femme tout aultre sens et mouvement, comme si fust lepothymie, syncope, épilepsie, apoplexie, et vraie ressemblance de mort (catalepsie). »

Les médecins modernes ont désigné sous le nom d'impulsions irrésistibles, la tendance qu'ont les hystériques à commettre des actes extravagants ou ridicules. Elles n'ont alors aucune conscience de leurs actions et de leurs paroles, et paraissent avoir une *absence* analogue à celle de l'épilepsie. A ce sujet, Stard a publié, dans les lésions des mouvements volontaires, l'observation d'une dame hystérique qui était sujette à ces impulsions volontaires : « Tout à coup, au milieu d'une conversation qui l'intéresse, sans pouvoir s'en empêcher, elle s'interrompt ou elle interrompt la personne qui parle, par des cris, des jurons et des mots bizarres, qui contrastent énormément avec son aspect charmant et la distinction de ses manières. Quand elle a ainsi obtenu le silence par ses jurements et ses propos orduriers et obscènes, elle commence à raconter, d'une façon toute nette et toute crue, les travers, les défauts et les histoires secrètes de la vie intime de chaque personne qui se trouve dans le salon. » L'auteur ajoute que c'était très embarrassant pour les auditeurs.

Au physique, leur physionomie exprime tantôt l'abattement, tantôt l'excitation. L'œil vif et animé sait aussi devenir langoureux, ne laissant voir que sa partie inférieure, la paupière voilant artistement une partie de la cornée. Il est facile de reconnaître le facies hystérique à ces traits. Ajoutons, qu'en général, l'œil est d'un bleu gris, un peu voilé ; la peau blanche, avec une teinte légèrement grise ; le nez à la Bourbon, les lèvres un peu fortes, le cou de cygne, enfin que la charpente osseuse est généralement bien développée. (Mais il ne faut pas croire que toutes les femmes hystériques doivent avoir ce type de beauté.)

Les sens sont exagérés ou pervertis, extrêmement susceptibles à la moindre sensation, ou comme paralysés. Dans certaines régions du corps, la peau est affectée douloureusement par la plus faible impression; dans d'autres parties, il y a au contraire une insensibilité absolue.

Les grandes fonctions physiologiques présentent aussi des troubles variables : ceux qui appartiennent à la digestion, consistent soit dans la diminution de l'appétit, allant jusqu'à l'abstinence presque complète, soit dans un appétit vorace et une soif inextinguible. Dans tous les cas, on observe une constipation opiniâtre. Les troubles de la respiration sont la fréquence de cette fonction, quand la boule hystérique se fait sentir, et l'état de suffocation, au contraire, qui se manifeste à la moindre émotion. Le cœur, dans cette circonstance, est sujet à des palpitations violentes.

La circulation du sang se fait également d'une façon irrégulière : tantôt elle amène une décoloration subite de certaines parties du corps, d'un ou de plusieurs doigts, par exemple, avec une sensation de froid.

Les fonctions génitales subissent des modifications qui ont une grande importance. Les organes génitaux sont extrêmement sensibles et par moments d'une

frigidité absolue. On a cru pendant longtemps que la non-satisfaction des sens
était une cause d'hystérie, c'est une er-
reur ; les femmes mariées y sont aussi sujettes que les jeunes filles ou les femmes
qui vivent dans la continence. Cependant,
il faut dire que la maternité et le bonheur
d'une vie calme, exempte d'émotions, des
contrariétés et des soucis des affaires,
coïncide rarement avec la névrose hystérique, à moins que des grossesses et des
accouchements laborieux aient amené un
déplacement organique et des ulcérations
du col de la matrice. En résumé, la continence ne rend pas les femmes hystériques,
mais il faut dire aussi que les hystériques
sont généralement lascives.

La durée de l'hystérie est indéterminée.
Les accès diminuent de fréquence et d'intensité avec l'âge. Mais, par une bizarrerie
incroyable, on a vu des femmes devenir
hystériques après l'âge critique.

D'après Sydenham, la moitié des femmes serait affectée d'hystérie ; le docteur
Briquet a écrit un long travail qui lui per-
met d'affirmer également que la moitié
des femmes est hystérique ou très impres-
sionnable, et le cinquième est pris d'attaques. Nous croyons que cette proportion est
exagérée.

Les complications de l'hystérie sont

fréquentes: lesplus graves sont la paraplégie (paralysie des membres inférieurs) et
l'aliénation mentale.

Traitement.

Combattre les altérations générales de la
constitution, donner des toniques et des préparations de fer s'il y a de la chlorose. Exi-
ger la guérison de toutes les affections des
organes génitaux, régulariser les fonctions
menstruelles. — Avoir recours à l'hydrothérapie. Comme variante du traitement, on don-
nera, au début des attaques, quelques cuillerées à café de sirop de chloral, et on pourra
souvent par ce moyen les faire avorter.

Le valérianate double de fer et de quinine
est bien indiqué quand les attaques revien-
dront à intervalles réguliers. On devra en
porter la dose à trois ou quatre pilules par
24 heures.

En même temps, on devra mettre en pratique tous les moyens fournis par l'hygiène
morale, soustraire le système nerveux aux
causes multiples d'épuisement, éloigner toutes les causes de souffrance morale, procu-
-rer des distractions variées et ne jamais
laisser les malades dans l'isolement.

NÉVROSES PARALYTIQUES

PARALYSIE GÉNÉRALE NERVEUSE

Cette paralysie a une grande analogie avec la paralysie générale des aliénés, mais elle en diffère en un grand nombre de points.

1° Elle n'a pas de lésions cérébrales connues, ce qui est la règle générale et sans exception chez les paralytiques aliénés.

2° Les muscles ne peuvent jamais entrer en contraction, même sous l'influence des courants électriques; la persistance de cette propriété caractérise la paralysie des aliénés.

3° La paralysie nerveuse marche des extrémités vers le centre au lieu d'envahir des centres vers les extrémités.

4° On n'observe pas dans la paralysie nerveuse des convulsions épileptiformes.

5° Elle est susceptible de guérison; l'autre est incurable.

La paralysie générale nerveuse se manifeste par une gêne de la prononciation, par la paralysie incomplète et progressive des muscles, amenant par conséquent une marche irrégulière, une faiblesse des membres qui tend à se généraliser, des troubles fonctionnels dépendant de l'affaiblissement du tissu musculaire qui entre dans la composition des organes. Enfin, avec le temps, et abandonnée à elle-même, elle détermine un affaiblissement considérable de tout l'organisme avec perte de la mémoire et diminution des facultés intellectuelles, mais il n'y a jamais de délire général et en particulier de délire des grandeurs.

Traitement.

L'électricité, dans cette affection, joue un grand rôle curatif. Il doit former la base du traitement et s'accompagner de tous les agents susceptibles d'une action tonique du système nerveux : l'hydrothérapie; les médicaments nerveux, le sulfate et l'arséniate de strychnine (4 à 6 granules de 1/2 milligramme par 24 heures); la brucine employée à la même dose; le nitrate d'argent cristallisé, à la dose de 2 centigrammes par jour en deux pilules, qu'on prendra immédiatement avant et immédiatement après le déjeuner. Les frictions excitantes sur la colonne vertébrale, soit avec de la teinture de benjoin, soit avec le liniment suivant :

> Ammoniaque liquide. . . . . . 4 gr.
> Laudanum de Rousseau. . . 8 '*
> Alcool camphré. . . . . 16 *
> Huile d'amandes douces. . . 60 *

PARALYSIE AGITANTE.

La paralysie agitante est une affection chronique et progressive qui attaque les vieillards et qui dépend souvent de la diathèse rhumatismale.

On trouve souvent à l'autopsie une altération de la moëlle allongée, qui consiste en une induration ou une dégénérescence graisseuse de cette partie des centres nerveux. Les symptômes qui la caractérisent sont les suivants :

Tremblement de la tête et des membres augmentant progressivement et prédominant alternativement dans les différentes parties du corps, tantôt à droite, tantôt à gauche, et finissant par empêcher les malades de marcher et de tenir un objet dans la main. Ce tremblement n'est bientôt plus interrompu par le sommeil; il s'étend aux muscles de la mâchoire et à ceux de l'appareil digestif et de l'appareil respiratoire. Les malades tombent alors dans un épuisement complet, l'intelligence s'évanouit, et la mort arrive dans le marasme.

Traitement:

On a obtenu d'assez bons résultats avec la médication de la paralysie nerveuse : les toniques, l'électricité, les préparations de fer, les bains sulfureux et les cautères à la nuque.

Ces moyens pourront enrayer la marche envahissante de la maladie, mais on n'arrivera pas souvent à la guérir. Généralement, les auteurs la considèrent comme incurable.

Nous donnons nos soins, depuis quelque temps, à M. M..., âgé de 67 ans, dont l'histoire peut se résumer ainsi : Son père est mort du choléra et sa mère a sucombé à la phthisie pulmonaire. Il n'a jamais eu de maladie, mais il a fait des excès de travail. Il y a cinq ans, après avoir éprouvé, pendant une dizaine de jours, un malaise général, il fut pris subitement d'une idée délirante, et il se jette par la fenêtre. Son délire cesse immédiatement après l'accident, mais à partir de ce moment il sentit ses forces musculaires diminuer et ses membres s'agiter par un tremblement continu. Actuellement, la paralysie agitante a envahi tous les membres ainsi que la tête. Ce tremblement général consiste en oscillations régulières et rhythmiques qui cessent dans les membres dès qu'ils ont un point d'appui. Les fonctions respiratoires et digestives sont à peu près normales et l'intelligence est intacte.

Ce malade est soumis à la médication par le nitrate d'argent, qui, dans certains cas, nous a donné des résultats remarquables.

ATAXIE LOCOMOTRICE.

L'ataxie locomotrice signifie le désordre de mouvement ; mais c'est en réalité une véritable paralysie générale du mouvement, à forme progressive, et qui paraît appartenir à la diathèse tuberculeuse.

1re *période*. Paralysie des nerfs moteurs des yeux amenant le strabisme des yeux et la chute de la paupière supérieure ; paralysie de la rétine (amaurose) affectant d'abord un œil et gagnant ensuite l'autre plus ou moins complétement. La vue, d'abord affaiblie, finit par se perdre insensiblement, douleurs violentes se manifestant par crises, se faisant sentir dans différentes parties du corps, mais principalement dans les jambes. Défaut de précision dans les mouvements, allure titubante et difficulté de marcher dans la ligne droite.

2e période. L'incoordination des mouvements est plus prononcée; impossibilité de se tenir debout, lorsque les yeux sont fermés. La marche devient plus chancelante et plus irrégulière, les jambes sont jetées à droite et à gauche d'une façon incohérente et désordonnée; impossibilité de saisir avec les doigts un objet et de faire faire au bras et à la main un mouvement précis. Les crises douloureuses augmentent d'intensité, mais sont moins fréquentes. Certaines parties du corps sont frappées d'insensibilité. Les mouvements de flexion et d'extension des membres et principalement des membres inférieurs, sont conservés et s'exécutent même avec une grande vigueur. La puissance génitale est abolie.

3e période. La paralysie des mouvements devient plus considérable encore et se généralise. La marche est impossible;

les muscles de la mâchoire sont douloureux et ne peuvent plus accomplir leur fonction. La parole s'embarrasse et devient traînante, la mémoire se perd et l'intelligence s'affaiblit, la paralysie gagne les organes et les malades deviennent gâteux. Les fonctions de nutrition s'affaiblissent, et la mort ne tarde pas à arriver, soit par les progrès de la maladie, soit par une complication du côté des organes de la respiration.

Les lésions anatomiques consistent dans l'atrophie de la partie inférieure de la moëlle épinière, principalement les racines sensitives et les faisceaux correspondants. La même altération se montre dans le nerf optique et certaines parties du cerveau.

Traitement.

Les résultats de guérison ou d'amélioration les plus remarquables ont été obtenus par l'emploi du nitrate d'argent à la dose de 2 centigrammes par jour en deux pilules, à prendre avant et après le repas du matin; de l'hydrothérapie, des sels de strychnine, et par l'application de pointes de feu et de cautères le long de la colonne vertébrale. Cependant il faut dire que les auteurs considèrent cette terrible maladie comme une névrose extrêmement grave et le plus. souvent incurable.

CATALEPSIE.

La catalepsie est une névrose intermittente caractérisée par la perte absolue des sens, par l'impossibilité où est le malade de se mouvoir volontairement en conservant passivement toutes les attitudes qu'on lui donne, depuis les limites extrêmes de la contraction musculaire jusqu'à celles d'extension.

La catalepsie, liée souvent à une autre névrose, et principalement à l'hystérie, s'annonce par un ensemble de troubles généraux du système nerveux, l'engourdissement de l'intelligence, des secousses convulsives, des crampes, des douleurs de tête, etc.

Dans la catalepsie complète, il y a abolition des facultés intellectuelles : le malade est dans l'insensibilité de la mort ; le corps reste dans la position où on le place, debout, couché, assis, les bras levés, les jambes étendues ou fléchies, les membres, en un mot, sont semblables à de la cire.

Les extrémités du corps seules sont refroidies, la respiration se fait, mais faiblement; la physionomie est sans aucune expression.

Après l'accès, dont la durée est indéterminée, depuis quelques minutes, jusqu'à quelques heures et même plusieurs jours, les malades se réveillent fatigués, avec de violentes douleurs de tête, généralement ne se rappelant rien, quelquefois conservant le souvenir de tout ce qui s'est passé autour d'eux, mais ajoutant toujours qu'il leur était impossible de manifester leur volonté et même leur état de vie par aucun mouvement et par aucun signe.

La disposition à la catalepsie peut exister toute la vie; souvent on n'observe qu'un seul accès à une période critique, soit à l'âge de la puberté, soit dans le cours d'une maladie aiguë. Cette névrose n'a rien de bien grave et elle est susceptible de disparaître sans complication avec des soins que réclame l'état nerveux.

Les affections morales jouent un rôle important dans les causes de la catalepsie. Une dame de Vesoul était venue à Besançon pour soutenir un procès de la plus grande importance pour elle. Pendant plusieurs jours elle passa son temps à aller dans les églises pour tâcher de mettre le ciel dans ses intérêts. On l'y voyait quelquefois, dit Tissot, qui rapporte cette observation, allant se prosterner devant les autels l'un après l'autre. Elle dormait peu et ne mangeait pas.

La veille de son jugement elle tomba dans un état qu'on prit pour une apoplexie. Atalin et Le Vacher, qu'on avait été chercher, trouvèrent la dame assise dans un fauteuil, immobile, les yeux fixés en haut et brillants, les paupières ouvertes et sans mouvement, les bras élevés et les mains jointes, comme si elle eût été en extase; son visage, auparavant triste et pâle, était plus gracieux qu'à l'ordinaire; elle avait la respiration libre et égale. Les membres étaient souples, mais ils ne sortaient point de la situation où on les avait mis. On lui abaissait le menton, sa bouche s'ouvrait et restait ouverte; on lui levait un bras, et il ne retombait pas. On la mit debout pour faire sur ses jambes les mêmes épreuves que sur ses bras. La malade fut toujours comme une cire molle qui prend successivement toutes les figures que l'on veut et qui s'en tient éternellement à la dernière. Attalin dit qu'il croyait qu'elle se fût tenue la tête en bas et les pieds en l'air. Le corps, en effet, quelle que fût l'inclinaison qu'on lui donnait, conservait toujours un parfait équilibre. Elle paraissait insensible; on la secouait, on la pinçait, on la tourmentait, on lui mettait sous les pieds un réchaud de feu , nul signe de vie. C'était une catalepsie parfaite.

Tous les remèdes qu'on employa pendant trois ou quatre jours furent inutiles. On la renvoya alors chez elle, à Vesoul, et elle guérit naturellement, sans avoir jamais de récidive ni d'autre procès.

Il existe une espèce de catalepsie qu'on pourrait appeler hystérique, à cause des symptômes dont elle s'accompagne. La Mettrie en a rapporté un cas remarquable, celui d'Hélène Renault, de Saint - Malo. Cette jeune fille, âgée de dix-sept ans, eut, dans l'espace de deux mois, plus de vingt accès de catalepsie, qui toujours succédaient à des symptômes d'hystérie.

La catalepsie est une affection très rare, mais elle est quelquefois simulée. Une femme se faisait passer pour cataleptique à Londres. On s'en douta, et, pour s'en assurer, on lui suspendit un poids considérable au bras qu'on avait étendu ; elle le soutint, ce qui dévoila la fraude, et elle l'avoua (Marx).

Guillaume Rondelet rapporte qu'un prêtre romain était pris de catalepsie toutes les fois qu'en récitant la Passion, on en venait au mot *Consummatum est*. Il en fut témoin lui-même ; la personne chez qui il était prononça ces mots, et le prêtre tomba dans l'insensibilité et l'immobilité cataleptiques, que Rondelet dissipa subitement en demandant un bâton pour chasser le mal.

Traitement.

Faire des frictions énergiques et appliquer des courants électriques sur les muscles contractés pour abréger la durée de la crise.

On pourrait encore avoir recours à un moyen révulsif très puissant, mais peu usité aujourd'hui, à l'urtication, qui consiste en frictions et flagellations pratiquées sur la peau avec des feuilles d'ortie fraîche, dans le but de déterminer une vive irritation révulsive.

NÉVROSES PÉRIPHÉRIQUES.

Les névroses périphériques sont celles qui dépendent des nerfs crâniens et vertébraux, depuis leur origine jusqu'à leur terminaison dans les tissus et qui ont pour caractères essentiels des troubles de la sensibilité et du mouvement.

NÉVRALGIES.

Un des caractères principaux des névroses périphériques avec augmentation de la sensibilité, est la *douleur*. Aussi désigne-t-on ces affections sous le nom de *névralgies*. J. Franck a admis plusieurs classes de névralgies suivant leur nature : les névralgies traumatiques, inflamma-

toires, rhumatismales, goutteuses, carci-
nomateuses et syphilitiques.

La douleur qui caractérise les névralgies est circonscrite au trajet des troncs
nerveux ou à une de leurs divisions. Elle
est spontanée ou provoquée par la pression ou par les mouvements.

Douleur spontanée.—Elle se manifeste
d'elle-même ; elle est indépendante des actions extérieures. Tantôt sourde, contuse,
semblable à une pression exercée sur les
organes ; sensation plus incommode que
douloureuse, elle affecte une forme *chronique*, elle est presque continue et ne cesse
que pendant des intervalles très courts.
Telles sont certaines névralgies viscérales,
la gastralgie par exemple. — Tantôt vive,
se manifestant par des élancements, avec
une sensation de brûlure ou de piqûre,
elle est *aiguë* et intermittente. Telle est la
névralgie dentaire.

Douleur provoquée. — Elle apparaît
lorsqu'on vient à toucher, avec le doigt ou
avec un corps quelconque, les tissus placés
sur le parcours du nerf malade. Généralement la douleur ne se montre pas sur toute
la continuité du nerf, mais en certains
points seulement. Elle est aussi détermi-

née par les mouvements, comme la marche dans la névralgie sciatique ou la mastication dans la névralgie trifaciale.

Marche, durée, terminaison. — Les névralgies viennent graduellement et se montrent sous forme d'accès d'une durée variable, revenant à intervalles réguliers (on les nomme alors intermittents), ou irrégulièrement, sans qu'on puisse préciser les causes de leur apparition et de leur disparition.

Les névralgies ont une gravité considérable. Elles ne mettent pas directement la vie en danger, mais elles l'empoisonnent et ont sur tout l'organisme un retentissement fatal. Presque toutes appartiennent à des maladies générales, comme nous le verrons plus loin, généralement lorsque les maladies sont encore à la première période de leur évolution dans l'organisme.

La physiologie des névralgies peut se résumer ainsi :

1° Ce sont les nerfs superficiels qui sont le plus souvent affectés.

2° Elles sont constituées par une suite de points douloureux, placés sur le trajet des nerfs, principalement au point d'émergence d'un tronc nerveux, c'est-à-dire à l'endroit où il sort d'un trou osseux ou d'une région plus profonde pour devenir superficiel.

3° La douleur peut se prolonger d'un point à un autre du même nerf.

4° La douleur peut s'étendre d'un nerf à un nerf différent et passer d'un côté du corps à l'autre.

5° La névralgie localisée dans une région du corps peut coïncider avec l'anesthésie ou la paralysie de la sensibilité dans une région. Il existe le même rapport entre es troubles dépendant de la sensibilité, qu'entre les convulsions et la paralysie dépendant de la motilité.

6° Les troubles de la sensibilité peuvent se compliquer de convulsions et de paralysie partielles et réciproquement.

7° Les névralgies ont une influence sur la circulation, la nutrition et les sécrétions des parties affectées.

8° Les névralgies se compliquent de troubles généraux de l'organisme dont l'intensité est en raison directe des douleurs.

Traitement.

Deux indications devront être remplies dans le traitement des névralgies :

1° Combattre les causes, c'est la médication dominante. Dans les névralgies de nature inflammatoire: les révulsifs, sinapismes, vésicatoires, etc.

Dans les névralgies rhumatismales : bains sulfureux et de vapeur, hydrothérapie.

Les névralgies chloritiques seront traitées par les préparations quiniques et ferrugineuses et l'huile de morue.

Les névralgies syphilitiques réclameront l'emploi du mercure.

En résumé, on devra approprier une médication étiologique, c'est-à-dire spécifique aux névralgies qui dépendent d'un état constitutionnel.

2° Calmer la douleur, c'est la variante de la médication :

Les préparations opiacées, les injections hypodermiques de morphine, les lavements d'asa-fœtida, les pilules de valérianate double de fer et de quinine, les compresses imbibées de chloroforme, les inhalations d'éther répondront à cette indication.

Les sels de quinine devront être employés spécialement quand on reconnaîtra, à la forme franchement intermittente, que les névralgies se rapportent à l'intoxication paludéenne.

NÉVRALGIE TRIFACIALE

C'est une affection très - douloureuse de la face, provenant de l'affection des branches de la cinquième paire des nerfs crâniens.

Suivant la branche nerveuse qui est affectée, on distingue les névralgies ophtalmique, maxillaire, supérieure et inférieure. La douleur est essentiellement aiguë ; elle donne des sensations d'élancements atroces, partant d'un point de la face et se propageant instantanément en différents sens. Elle se montre par accès de 30 à 60 secondes de durée. Le retour des accès est extrêmement variable.

Au moment des accès, les muscles se contractent, la peau, au niveau de la région endolorie, devien luisante, l'œil est rouge, les artères battent fortement et les veines se gonflent.

Les malades ont des espèces de vertiges ; ils fuient le bruit, le mouvement, la lumière, et toute excitation en général.

Le siége de la douleur correspond au trajet des différentes branches.

Névralgie ophthalmique. — La douleur se fait sentir au front, au sourcil, dans l'intérieur de l'œil, qui est enflammé et plein de larmes.

Névralgie maxillaire supérieure. — La douleur occupe l'arcade dentaire supérieure, la lèvre supérieure et une partie de la bouche qui s'emplit de salive pendant les accès.

Névralgie maxillaire inférieure. — La douleur envahit l'arcade dentaire inférieure, la lèvre inférieure et le menton. Comme dans la précédente, il y a salivation dans les accès.

Ces différentes névralgies, après une durée de quelques jours à plusieurs mois, disparaissent pendant quelques années et reviennent ensuite plus violentes sous l'influence du froid humide. Elles ont un grand retentissement sur la santé et sur le moral des personnes qu'elles affectent.

Ce sont généralement les femmes, vers l'âge de trente ans, qui sont le plus sujettes aux névralgies ; celles-ci coïncident presque toujours avec un état hystérique ou chloro-anémique.

Traitement

Faire une injection sous la peau avec un sel de morphine en solution au centième, ou bien appliquer sur le point le plus douloureux un vésicatoire volant, qu'on pansera avec 0 gr. 05 de chlorydrate de morphine.

À l'intérieur, le valérianate de quinine, dont on prendra quatre pilules en 24 heures, une toutes les six heures, apportera un soulagement certain, et la guérison de la maladie, si la marche se montre franchement intermittente.

Quelquefois, la maladie est tellement rebelle, qu'il faut avoir recours à la section du nerf douloureux ou à sa cautérisation avec le fer rouge.

NÉVRALGIE INTERCOSTALE

C'est la névralgie la plus fréquente ; elle a son siége dans les filets nerveux situés entre les côtes ; elle est plus fréquente à gauche qu'à droite, et elle affecte principalement les nerfs placés dans les 6e, 7e et 8e espaces intercostaux.

La douleur est intermittente ; elle apparaît brusquement avec une sensation de pression et de tiraillement qui force le malade à l'immobilité. C'est en marchant, en montant les escaliers, en toussant, que les accès reviennent avec une intensité d'autant plus grande, que l'effort a été plus considérable.

Instinctivement, les malades portent la main à la région douloureuse; la pression calme un peu la douleur.

Cette névralgie, très commune chez les jeunes gens anémiques, s'accompagne d'un malaise général et laisse, après les accès, une pesanteur dans le côté qui détermine chez le malade une certaine anxiété. Elle correspond souvent à un état rhumatismal ou anémique; elle est sujette aux récidives, mais elle guérit facilement.

Traitement.

Le traitement dominant de la névralgie intercostale, sera, suivant sa nature, ou même une préparation ferrugineuse et principalement le valérianate de peroxide de fer ou la teinture de fleurs fraîches de colchique, des bains sulfureux et de vapeur. La variante qui s'adressera directement à la douleur sera l'application *loco dolenti*, soit d'une feuille de de moutarde Rigollot, soit d'un vésicatoire volant qu'on pensera avec 0,05 de chlorhydrate de morphine. Enfin,

les malades sujets à cette névralgie devront
se couvrir la poitrine de flanelle.

NÉVRALGIE LOMBO-ABDOMINALE

Cette affection, très commune chez les
femmes, a pour caractère une douleur continue, sourde et gravative, occupant la région lombaire et la partie inférieure de
l'abdomen, à laquelle viennent s'ajouter, à
intervalles irréguliers, des douleurs aiguës
dans différents points du trajet des nerfs
lombaires : aux reins, aux flancs, aux
aines, à la partie inférieure de la paroi abdominale, au siége et dans les parties génitales externes.

La marche, la durée et la terminaison
de la névralgie lombo-abdominale sont
identiques à la névralgie intercostale.

Sa fréquence observée chez la femme
provient d'un état congestif et inflammatoire de la matrice ou des ovaires qui agit
par compression ou par sympathie sur les
nerfs lombo-abdominaux.

D'après cela, il importe donc de reconnaître la nature de la névralgie, qu'il ne
faudra pas confondre non plus avec le rhumatisme des muscles de la région lombaire,
désignée vulgairement sous le nom de lom-
bago.

Le traitement de la névralgie lombo-abdominale est celui de toutes les névralgies en général. Nous devons mentionner cependant d'une façon spéciale les frictions irritantes sur la région lombaire, les bains sulfureux et de Pennès, les injections sous la peau avec une solution de morphine; enfin on devra examiner avec la plus grande attention, principalement chez les femmes, les organes du bassin, qui sont presque toujours le point de départ de cette affection.

NÉVRALGIE SCIATIQUE.

La névralgie sciatique est une affection fréquente occupant le nerf sciatique en partie ou en totalité, depuis son origine, au-dessus du sacrum, jusqu'à sa terminaison à la face dorsale du pied.

La douleur de la sciatique est atroce; elle consiste dans un engourdissement douloureux de la cuisse et de la jambe, accompagné d'élancements et d'une sensation de brûlure ou de froid se propageant le long du nerf sciatique. On observe souvent, comme complication, des crampes dans les muscles et des mouvements brusques de flexion et d'extension. La moindre pression, le moindre mouvement suffisent pour exaspérer la douleur. Les malades ne savent quelle position prendre; ils se tiennent souvent debout, le haut du corps penché en avant, la jambe tendue en arrière, n'osant pas remuer, attentifs aux plus petits efforts susceptibles de renouveler les accès. La sciatique amène, au bout d'un certain temps de la claudication, une altération dans la nutrition des tissus et même de la paralysie. La durée de la sciatique varie de quelques jours à plusieurs semaines, et même à plusieurs mois; elle devient facilement chronique.

Les causes de la sciatique sont le rhumatisme, la goutte, la syphilis, l'anémie, l'intoxication palustre.

Le traitement devra donc répondre aux indications fournies par les causes de l'affection. Mais, indépendamment de la médication spécifique : bains de vapeur et préparation de colchique dans les sciatiques rhumatismales et goutteuses; iodure de mercure pour les sciatiques syphilitiques; valérianate de fer pour les sciatiques anémiques. On agira directement sur la douleur par l'application d'un ou plusieurs vésicatoires volants, placés sur les points les plus douloureux, et qu'on pansera avec de la morphine.

NÉVRALGIES DIVERSES.

Nous ne pouvons décrire en particulier toutes les névralgies; nous allons les indiquer et en donner une définition succincte.

La névralgie *cervico-occipitale*, occupant la nuque et la partie postérieure du cou.

La névralgie *cervico-brachiale*, occupant la partie latérale et inférieure du cou et l'aisselle, se propageant au bras, à l'avant-bras et à la main.

La névralgie *mammaire*, occupant la mamelle, presque toujours liée à la névralgie intercostale.

La névralgie *crurale*, occupant la partie antérieure et interne de la cuisse, depuis l'aine jusqu'au genou.

La névralgie *générale*, siégeant simultanément dans un grand nombre de points du corps et toujours accompagnée de vertiges, d'étourdissements et d'un affaiblissement général de tout l'organisme.

La névralgie *musculaire*, localisée dans

un muscle ou dans une masse musculaire, et qui n'est qu'une douleur rhumatismale.

La *dermalgie*, n'occupant généralement qu'une partie de la peau, qui est le siége de douleurs aiguës intermittentes et d'une susceptibilité constante.

Le traitement de ces névralgies est le même que pour celles dont nous avous donné la description plus détaillée. Il comprend une médication spécifique s'adressant à la nature étiologique de la névrose et une action topique dirigée directement sur l'élément douloureux ; c'est avec des révulsifs qu'on détermine cette action, qu'on complète par l'absorption sur la surface rubéfiée d'une petite quantité de sels de morphine.

PARALYSIE DE LA SENSIBILITÉ.

Il existe d'autres névroses périphériques de la sensibilité ; ce sont les anesthésies ou paralysies de la sensibilité.

Le système nerveux périphérique est composé, comme nous l'avons dit, de fils conducteurs ou nerfs et d'extrémités nerveuses sensibles qui viennent s'épanouir à la surface de nos organes. Faisant abstraction des cas d'anesthésie des centres nerveux, il y aura paralysie de la sensibi-

lité quand les nerfs conducteurs seront dé-
truits ou sectionnés ou que les organes où
ces extrémités nerveuses si distribuent,
seront atteints d'une affection morbide et
qu'ils auront perdu, par ce fait, la faculté
de faire percevoir par le *sensorium* les modifications qu'ils subissent et les excitations qu'on y provoque. Les mouvements
volontaires restent toujours intacts, mais
les mouvements reflexes, c'est-à-dire qui se
font instinctivement à la suite d'une impression perçue ou non perçue faite sur une
surface sensible, sont abolis complétement
ou en partie, suivant que l'anesthésie est
plus ou moins complète.

La paralysie de la sensibilité de la face
est la plus commune. On peut, dans ce cas,
piquer, pincer et même brûler la peau sans
que le malade éprouve la moindre douleur.

Cette paralysie du sentiment n'est pas
seulement bornée à la peau, elle s'étend
aux yeux, aux membranes muqueuses du
nez et de la bouche, à la langue, qui devient complétement insensible et qui perd
le sens du goût. Les mouvements de la face
sont à peu près conservés.

La paralysie de la sensibilité des organes
des sens portent différents noms : amaurose pour la vue, surdité pour l'ouïe, anos-
mie pour l'odorat, ageusie pour le goût,
analgésie pour le toucher.

NÉVROSES PÉRIPHÉRIQUES
DE LA MOTILITÉ.

Les troubles de la motilité du système nerveux périphérique se divisent, comme ceux du système nerveux central, en deux classes, les névroses convulsives et les névroses paralytiques. Les convulsions sont toniques quand la contraction musculaire est permanente, et cloniques quand il y a alternativement contraction et relâchement.

CONVULSION DE LA FACE.

Les convulsions de la face, désignées également sous le nom de tic convulsif, sont une affection non douloureuse des nerfs moteurs de la région, caractérisée par des mouvements involontaires et saccadés, occupant ordinairement la moitié de la face. Les mouvements ne sont pas continus; ils apparaissent principalement en parlant, en mangeant, en riant, au moindre effort musculaire; ils sont simultanés : le front, les paupières, les sourcils, les lèvres, l'aile du nez sont, en même temps, tiraillés dans tous les sens pendant quelques secondes. Il en résulte des grimaces affreuses.

Ces contractions peuvent n'occuper qu'un des muscles de la face ou quelques-uns seulement ; de là les tics partiels : le clignement des paupières, le rire sardonique, etc.

Ces convulsions se montrent dans le jeune âge, puis s'établissent graduellement, et persistent, malgré tous les traitements possibles. Cependant il y a une opération chirurgicale qui a été couronnée de certain succès ; elle consiste à faire la division des muscles par la méthode sous-cutanée.

Il existe une autre forme de convulsions des muscles de la face, ce sont les convulsions toniques et permanentes ou contractions de la face. Cette affection est d'ailleurs très rare.

CRAMPES

Les crampes sont des convulsions toniques et douloureuses des muscles. Les crampes se font sentir ordinairement avec une grande fatigue, mais elles se montrent quelquefois sous une forme chronique, à titre de névrose. Enfin, elles sont un des symptômes caractéristiques du choléra.

Il existe encore une forme de crampes qui n'attaquent que les muscles des doigts ; c'est ce qu'on appelle *crampes des écrivains*.

La seule médication à employer pour

les crampes, consiste en frictions excitantes, bains fréquènts, et dans l'électrisation des parties affectées.

Les convulsions toniques et douloureuses des muscles, des membres, portent le nom de *contraction des extrémités*.

Elles se montrent sous forme d'accès intermittents, quelquefois précédés de malaise et d'engourdissement. On observe alors une rigidité douloureuse des muscles du bras et de l'avant-bras; les doigts sont étendus et rentrés sous la paume de la main; le poignet est également fléchi. Au membre inférieur, les orteils sont fléchis, le pied est porté dans une extension forcée sur la jambe, dont les muscles participent aussi en partie à la contracture douloureuse des extrémités. Cette affection se montre dans la convalescence des maladies, chez les femmes en couches, chez les enfants et les rhumatisants.

PARALYSIE DE LA FACE

La paralysie de la face est une névrose essentiellement rhumatismale, caractérisée par un défaut de symetrie des traits de la face.

La physionomie des malades porte un cachet particulier, leur figure se compose de deux moitiés dissemblables accolées l'une à côté de l'autre : L'une a des rides au front, l'autre est lisse; l'une a la mobilité et l'expression de la vie, l'autre est immobile, avec un œil fixe, sur lequel la paupière ne peut plus s'abaisser, avec une joue pendante et des lèvres paralysées, d'où s'échappent la salive et les aliments.

Les principales paralysies du système nerveux périphérique sont la paralysie d'une moitié du corps (*hémiplégie*) et la paralysie des jambes, connue sous le nom de *paraplégie*; celle-ci se montre souvent chez les hystériques.

Il ne faut pas confondre ces paralysies, qui ne dépendent que des nerfs moteurs des muscles, avec les paralysies déterminées par des lésions graves du cerveau ou de la moëlle épinière. Elles dépendent, soit d'une affection propre de ces nerfs, soit de l'insuffisance du fluide nerveux qui les parcourt. Dans tous les cas, elles sont susceptibles de guérir radicalement.

Le traitement de ces paralysies se compose, comme pour toutes les autres névroses, d'une dominante, qui a pour but de combattre les causes (anémie, rhumatisme, syphilis, etc.) et d'une variante qui consiste à exciter les muscles paralysés par des frictions et des courants électriques.

NÉVROSES DE LA SENSIBILITÉ DU GRAND SYMPATHIQUE

VISCÉRALGIES.

Les viscéralgies sont des névroses douloureuses de la sensibilité des organes de
la respiration, de la circulation, de la digestion et de la génération, animés par le
système nerveux du grand sympathique
et les filets sensitifs des nerfs cérébro-spinaux. L'élément essentiel des viscéralgies
est la douleur, comme dans les névralgies.
Les symptômes généraux sont aussi les mêmes que ceux de toutes les névroses de la
sensibilité : troubles de l'organisme avec
sentiment d'anéantissement, altération de

la nutrition et des sécrétions, retentissement considérable sur le caractère et sur les facultés intellectuelles; cachexie nerveuse.

La forme de la douleur est identique; elle se manifeste sous une forme rémittente, avec un fond chronique, caractérisé par une sensation douloureuse, de gêne et de pression, sur lequel apparait, à des intervalles variables, une douleur aiguë, lancinante, comparable soit à une brûlure, soit à des tiraillements et à des élancements atroces. Les viscéralgies ont aussi les mêmes causes : quelquefois l'inflammation, presque toujours les maladies diathésiques, la goutte, le rhumatisme, la chlorose, la syphilis.

Le traitement a la plus grande analogie avec celui des névralgies; il doit tendre à combattre les causes, à calmer la douleur et à fortifier l'organisme contre les troubles généraux dont se compliquent ces névroses.

Les anesthésies viscérales sont peu connues; car il paraît assez difficile de constater, par exemple, l'abolition de la sensibilité du foie ou de l'estomac. On a vu cependant des aliénés s'ouvrir le ventre et découper leurs intestins sans manifester la moindre sensation de douleur; on en a vu d'autre s'arracher les ongles et se faire toutes les mutilations possibles sans souffrir, et il n'est pas rare de voir ces malades être atteints d'un anthrax ou d'une fluxion de poitrine, aller et venir, comme à l'ordinaire, sans se plaindre. Ces phénomènes proviennent de l'anesthésie des organes, ou dépendent de l'exaltation de l'imagination. C'est sous cette influence que les enfants de Sparte, déchirés de coups de fouet sur l'autel de Diane, mouraient sans proférer une plainte, que des martyrs religieux et politiques ont supporté avec indifférence toutes les tortures possibles. En voici une observation, que nous empruntons à Tissot, qui la tenait d'un témoin oculaire, le marquis d'A...

Un homme, au moment où il avait cru pouvoir s'évader d'une prison dans laquelle il était injustement détenu, fut arrêté et perdit pour jamais toute espérance de liberté. Cela se passait en Autriche. « Depuis ce fatal moment, qui mit le comble à ses malheurs, il ne lui échappa ni parole, ni soupir ; il ne voulait prendre aucune nourriture, et j'atteste, quelque incroyable que paraisse le fait, qu'il vécut onze jours sans qu'aucun aliment solide ni liquide entrât dans son corps. On l'eût pris pour une statue. J'eus beau examiner toutes ses attitudes pendant tout ce temps-là, qu'il ne sortit pas de son lit, je n'aperçus pas le moindre mouvement dans ses membres, pas même dans ses yeux. L'empereur, en ayant été averti, ordonna qu'on le forçât à boire et à manger. On le menaça ; on lui mit cent fois la bayonnette et le pistolet à la gorge ; on se servit d'un entonnoir pour lui faire avaler des bouillons et autres liqueurs ; tout cela fut inutile, il rejetait tout ce qu'on lui donnait sans aucune émotion, et il mourut enfin comme un autre s'endort. »

Le traitement de l'anesthésie est à peu près semblable à celui de la paralysie du mouvement : L'hydrothérapie, l'électricité, les frictions révulsives sur la peau, sont les moyens généraux qu'on emploie. Un médecin prussien, Muzzel, a eu l'idée, pour rappeler la sensibilité, d'inoculer la gale ; le moyen ne nous paraît pas héroïque, et ne serait probablement pas accepté en France.

NÉVRALGIE
DES ORGANES DE LA DIGESTION

GASTRALGIE

La gastralgie est une affection douloureuse et chronique de l'estomac, dont les caractères sont les suivants :

1° Souffrance contuse et permanente, siégant au creux de l'estomac, se propageant sur les côtés et dans le dos. 2° Accès de douleurs aiguës, donnant une sensation de brûlure et de tiraillements violents, et revenant à intervalles réguliers. 3° Pendant toute la durée de ces accès, le corps se refroidit, les forces sont prostrées, le regard est morne, les traits sont tirés ; la figure, couverte de sueur froide, devient livide ; enfin l'anxiété et une sorte de terreur viennent se peindre sur toute la physionomie. Une constriction particulière se fait sentir dans le cou ; l'estomac et l'intestin se gonflent ; des nausées se renouvellent toutes les cinq ou six minutes ; elles sont quelquefois suivies de vomissements de liquide acide qui soulagent le malade.

Ces accès durent de dix à trente minutes environ, et se montrent généralement à l'état de vacuité de l'estomac, par conséquent une heure ou deux avant les repas. Ils sont calmés par l'ingestion d'aliments solides. Les liquides, et principalement les liquides froids et alcooliques, exaspèrent encore la douleur.

Les aliments liquides, comme le bouillon, le lait, le café et le chocolat, sont mal supportés, et sont assez souvent vomis. Une forte pression sur la région épigastrique diminue quelquefois la douleur.

Complications. — La dyspepsie, les modifications de l'appétit, la constipation, l'embarras gastrique, la jaunisse, l'amaigrissement, les vertiges, l'hypocondrie chez les hommes et l'hystérie chez les femmes viennent souvent s'ajouter à ces symptômes et compliquer l'affection nerveuse.

La durée de la maladie est très-longue; elle disparaît brusquement, sous l'influence d'une cause insignifiante, le changement d'air ou d'habitudes. Elle reparaît sans autre motif. Elle n'est pas dangereuse par elle-même, mais elle ruine lentement l'économie, et peut amener à la longue une altération de nutrition de l'organe, et, par suite, un ulcère simple ou un cancer.

Les causes de la gastralgie dépendent de l'action du rhumatisme ou de la goutte sur les extrémités nerveuses de l'estomac ou d'un ralentissement de l'innervation dans les nerfs qui l'animent chez les individus nerveux, c'est-à-dire sur ceux qui sont susceptibles de faire de grandes dépenses de fluide nerveux pour la plus petite cause. C'est de cette manière qu'il nous semble juste d'interpréter l'influence sur les douleurs gastriques des émotions morales, des chagrins, et surtout de ceux qui proviennent des affaires et des pertes d'argent.

Traitement

A l'intérieur, alcalins, teinture de fleurs fraîches de colchique, 12 à 15 gouttes par 24 heures, dans un verre d'eau sucrée, à prendre par cuillerée à bouche. (Gastralgie rhumatismale et goutteuse) — Valérianate de quinine et de fer (gastralgies nerveuses et hystériques). — Hydrothérapie ; vésicatoires volants au creux de l'estomac, qu'on pansera avec de la morphine. Abstinence de café et de liqueurs. Telle est la seule médication rationnelle de la gastralgie.

L'*entéralgie* est la névralgie de l'intestin. Les symptômes, qui ont une analogie parfaite avec ceux de la gastralgie, consistent dans une douleur siégeant au niveau de l'ombilic et se propageant à toutes les parties du ventre. Les accès d'entéralgie sont formés de douleurs aiguës qui surviennent à intervalles variables et qui viennent se greffer, pour ainsi dire, sur des souffrances moins vives, chroniques, de toute la région abdominale. Ils sont précédés, comme ceux de la gastralgie, d'un sentiment de malaise, d'anéantissement et de froid général, et les douleurs sont susceptibles de se calmer un peu par les frictions et par une pression forte sur les endroits douloureux. Les causes, la durée et la marche de la maladie, ainsi que le traitement, sont les mêmes que ceux de la gastralgie.

L'*hépatalgie* est une affection nerveuse siégeant au côté droit, caractérisée par des douleurs violentes dans le foie. Ces douleurs sont essentiellement nerveuses et indépendantes des douleurs hépatiques causées par des calculs biliaires. Elles sont, comme dans toutes les viscéralgies, sourdes et contuses, et pendant les accès devenant aiguës, lancinantes, donnant les sensations d'une pression considérable exercée sur la région, puis celles de brûlure et de tiraillements, qui sont d'une intensité telle, que les pauvres malades sont anéantis.

Après s'être localisées dans le foie, sous les fausses côtes, dans le côté droit, elles s'irradient au dos, à l'estomac et dans les deux hypocondres. Elles déterminent une congestion du foie, qui acquiert un volume considérable et déborde les côtes , et elles jouent vis-à-vis de cet organe le rôle que la gastralgie prend sur l'estomac : la nutrition s'altère , et il peut survenir, après quelques années de souffrance, une altération organique (hypertrophie ou cancer).

Il n'y a jamais de fièvre, même dans les accès qui ont une durée très longue. La douleur disparaît peu à peu, mais le plus souvent elle quitte brusquement le malade, laissant derrière elle une petite teinte de jaunisse et une grande faiblesse.

L'hépatalgie se complique souvent d'autres névroses et principalement de gastralgie, ce qui prouve bien qu'elle est souvent de nature goutteuse ou rhumatismale. Elle se montre aussi chez les femmes chlorotiques avant et après les époques.

Le traitement de l'hépatalgie est analogue à celui de la gastralgie. Alcalins, teinture de colchique et hydrotérapie. Application de vésicatoires volants sur la région du foie, qu'on pansera avec de la morphine.

Alimentation légère , abstinence complète de liqueurs alcooliques , de thé et de café. Eviter d'une façon absolue les chagrins et les contrariétés, qui ont un retentissement considérable sur cette affection.

NÉVRALGIE
DES ORGANES DE LA CIRCULATION

ANGINE DE POITRINE.

L'angine de poitrine est une névrose intermittente du cœur caractérisée par des accès douloureux et une violente oppression à la région du cœur, qui s'étend aux membres supérieurs et principalement à celui du côté gauche.

L'accèsd'angine de poitrine débute brusquement sous l'influence du moindre effort, en montant un escalier, en respirant un air un peu frais, en marchant contre le vent, en voulant saisir un objet. Tout à coup les malades s'arrêtent et portent instinctivement la main à la poitrine; une douleur atroce les cloue sur place; une oppression violente les saisit, comme si on leur plaçait un lourd fardeau sur la poitrine, sans que la respiration en soit gênée. La face pâlit, une sueur froide couvre la figure et la partie supérieure du corps, l'œil, hagard, exprime l'anxiété et la terreur. La douleur se propage presqu'immédiatement sur la partie supérieure de la poitrine, dans la mâchoire et dans le bras gauche. Le moindre mouvement redouble les souffrances ; le patient éprouve alors un sentiment général d'anéantissement, comme s'il allait mourir, puis brusquement tout disparaît, et la vie reprend son cours ordinaire, sans laisser aucune trace de ce rapide orage.

L'accès dure depuis quelques minutes jusqu'à un quart d'heure. L'intervalle, qui est d'abord très éloigné entre les accès, se rapproche insensiblement ; ceux-ci finissent par revenir tous les mois, toutes les semaines, puis tous les jours, et principalement la nuit. Les malades tremblent, languissent, et les digestions deviennent difficiles, et la mort survient presque toujours par syncope dans un accès, quand elle n'a pas eu lieu, au début, au deuxième ou troisième accès.

L'angine de poitrine ne se montre guère avant l'âge de trente ans ; elle affecte presque spécialement les hommes, puisque sur quatre-vingts cas, on n'a compté que huit femmes. C'est surtout sur les hommes qui habitent les villes et qui se livrent aux travaux intellectuels qu'elle se montre de préférence. La maladie est plus fréquente dans les pays froids et humides que dans les pays chauds ; elle est très fréquente en Angleterre et en Allemagne.

Les causes de l'angine de poitrine sont nombreuses; la goutte tient certainement la première place; après il faut signaler l'abus du tabac, l'ossification des artères du cœur, une violence extérieure. Aux causes occasionnelles que nous avons déjà mentionnées, l'effort fait pour monter un escalier, pour gravir un coteau, il faut ajouter les émotions morales, la colère, les excès de table, etc.

Traitement.

Malgré l'extrême gravité de la maladie, elle est susceptible de guérison, comme le prouvent les observations de plusieurs auteurs. Presque tous les médicaments ont été employés, la valériane, le camphre, la ciguë, le sulfate de zinc, la belladone, etc. Celui dans lequel nous avons le plus de confiance, est l'arsenic sous la forme de liqueur de Fowler, qu'on prend à la dose de six gouttes par jour, en allant progressivement jusqu'à douze. On peut en même temps fumer des cigarettes de feuilles de belladone et de stramoine.

Comme hygiène, vivre à la campagne, renoncer aux affaires, manger peu, ne pas faire de trop longues promenades à pied, éviter les émotions morales et surtout la colère, enfin garder de Vénus un bon souvenir, mais ne plus jamais sacrifier à la déesse.

NÉVRALGIES
DES ORGANES DE LA RESPIRATION

ASTHME

L'asthme est une névrose douloureuse du poumon, essentiellement caractérisée par une grande difficulté de la respiration, et se manifestant sous forme d'accès intermittents.

L'accès d'asthme est souvent annoncé dans la journée, par des symptômes variables, soit par des troubles gastriques, du gonflement du ventre et de l'estomac, et des évacuations de gaz, soit par un état de trouble et d'agitation, avec sentiment de gêne et de resserrement à l'épigastre. On constate aussi assez fréquemment une certaine prostration physique et morale et une modification du caractère, avec tendance à l'impatience et à la colère. Il existe encore d'autres signes précurseurs de l'attaque, mais qui sont particuliers à chaque malade, ce sont des douleurs dans les membres, la migraine, une toux sèche et fréquente, des démangeaisons, etc.

8

C'est la nuit, ordinairement entre 1 heure et 3 heures du matin, que l'accès éclate. Généralement, le sommeil a été agité, les malades ont éprouvé de fréquentes envies d'uriner et ils se sentent fortement courbaturés. Ils se réveillent alors subitement avec un sentiment de compression et de resserrement de la poitrine.

Ils se mettent sur leur séant, ce qui leur procure momentanément un peu de soulagement; mais bientôt ce moyen ne leur suffit plus, ils essayent de nouvelles positions, mais inutilement; — l'oppression devient plus forte, ils manquent d'air et se lèvent; après avoir fait quelques pas dans leur chambre, ils finissent par aller ouvrir la fenêtre, même en hiver, pour respirer un air frais. Malgré cela, ils continuent à éprouver une gène extrême de la respiration, ils vont s'appuyer contre un meuble, inclinant le haut du corps en avant, cherchant par tous les moyens à faciliter les mouvements respiratoires.

A ce moment, le tableau des souffrances qu'éprouvent les malades devient plus dramatique encore, l'angoisse et la crainte se peignent sur leur figure livide et baignée de sueurs, leurs yeux sont saillants et s'emplissent de larmes, la bouche est entr'ouverte, les ailes du nez s'agitent convulsivement; la parole est saccadée, les veines du cou se gonflent, ils portent la main au creux de l'estomac, qui est le siége de violentes douleurs, et à chaque mouvement respiratoire, il semble que la poitrine, fortement dilatée, soulève un poids énorme ; en un mot, on dirait qu'ils vont asphyxier. — Enfin, après deux ou trois heures de ces cruelles douleurs, une petite toux se fait entendre : elle est bientôt suivie de l'expectoration d'une matière visqueuse analogue à de la gomme ; les symptômes diminuent peu à peu et les malades s'endorment avec un sentiment de soulagement extraordinaire. Les accès se renouvellent le plus souvent pendant deux ou trois nuits, et disparaissent alors pour revenir, après un intervalle de temps indéterminé.

Les névralgies ayant, comme nous l'avons déjà dit, la propriété de modifier et de provoquer les sécrétions, l'asthme est susceptible de se compliquer d'un catarrhe pulmonaire.

On croit généralement que l'asthme est un brevet de longue vie ; il est certain qu'il y a des asthmatiques qui vivent fort longtemps, et qui, en dehors de leurs accès, jouissent d'une santé parfaite ; mais il faut dire aussi que l'asthme est susceptible de complications de différente nature, qui peuvent compromettre la vie et constituer une circonstance très aggravante de l'affection nerveuse.

Quant aux causes qui produisent l'asthme et aux circonstances qui peuvent influer sur la manifestation des accès, il est assez difficile de se prononcer, mais on peut établir des faits qui ont une grande importance.

1° *L'hérédité*. — Salter a constaté que sur trente-cinq observations d'asthme, il y en avait quatorze par hérédité. Mais on sait que des parents dartreux et goutteux peuvent aussi donner naissance à des enfants asthmatiques et réciproquement. Nous verrons plus loin les rapports de l'asthme avec les états généraux de l'organisme, et principalement avec la goutte, le rhumatisme et les dartres.

C'est surtout dans la période herpétique, que nous avons décrite dans le volume des *Maladies chroniques*, que l'on observe l'asthme de cette nature, ce qui peut faire croire que les dartres vont se fixer sur la membrane muqueuse des bronches.

2° *L'âge*. — L'asthme se montre à tous les âges; l'enfance et la jeunesse n'en sont pas exemptes; mais c'est surtout vers cinquante ans qu'il est le plus fréquent.

3° *Sexe*. — Les hommes sont beaucoup

plus sujets à l'asthme que les femmes; on compte à peu près vingt femmes sur cent asthmatiques.

L'atmosphère joue un rôle important dans la fréquence des accès. Les endroits élevés où l'air est pur, vif, les provoquent; au contraire, ceux qui sont bas et abrités, conviennent mieux aux malades; mais, dans tous les cas, les variations de température sont nuisibles. En été, les accès nerveux sont plus fréquents; en hiver, ils le sont moins, mais on observe davantage de catarrhes bronchiques.

Les odeurs jouent aussi un certain rôle dans le retour des accès.

Tissot a raconté l'histoire de la femme d'un pharmacien, qui était prise d'accès d'asthme toutes les fois qu'on pulvérisait de l'ipécacuanha dans le laboratoire, qui était cependant éloigné de l'appartement qu'elle habitait.

Les émotions et les affections morales exercent une action fâcheuse très manifeste.

Le docteur Ferrus a rapporté qu'un officier fut pris d'un premier accès d'asthme à la vue de troupes ennemies entrant dans Paris, et qu'un célèbre financier éprouva le même accident, en apprenant qu'il avait à payer des différences de bourse un peu trop considérables.

Le docteur Beau cite aussi un médecin qui éprouvait les symptômes suivants, quand il passait un examen; le matin, c'était des besoins très fréquents d'uriner; le soir, c'était de la diarrhée, et dans la nuit, des accès d'asthme très caractéristiques.

Traitement

Autant que possible, il faudra combattre les causes auxquelles l'affection nerveuse semble se rapporter. On calmera l'élément douleur et la suffocation par l'emploi de papier nitré, qu'on fera brûler dans la chambre du malade, et par des cigarettes nitrées ou de belladone, qu'on fumera tout à fait au début de l'accès. Le bromure de potassium à haute dose, de 4 à 6 gr. par jour, a une influence très-favorable sur la fréquence des attaques et sur leur intensité; il faudra en faire usage aux époques où la maladie a l'habitude de se montrer, et le continuer quelques jours après.

Le catarrhe bronchique est très grave; il faut se hâter, dès qu'il apparaît, de le soigner sérieusement. A l'intérieur, le kermès, à la dose de trente à quarante centigrammes dans une potion gommeuse, devra être administré tous les jours, ainsi que les eaux sulfureuses de Bonnes et d'Enghien, un verre par jour, tous les matins. A l'extérieur, provoquer une action révulsive sur la poitrine, à l'aide de vésicatoires volants ou de feuilles de moutarde Rigollot.

NÉVROSES
DES ORGANES DE LA GÉNÉRATION

Les névralgies des organes de la génération sont, chez la femme, la métralgie ou rhumatisme utérin, et chez l'homme, l'orchialgie ou orchite rhumatismale.

La *métralgie* est caractérisée par des douleurs violentes à forme intermittente, siégeant dans la matrice et s'irradiant dans toutes les directions : aux ovaires, à la vessie, au rectum, à toute la surface abdominale, aux reins et aux membres inférieurs. Ces douleurs ont parfois une intensité telle, qu'elles rappellent à certaines femmes les douleurs de l'enfantement. Les phénomènes concomitants sont le gonflement de la matrice et un écoulement leucorrhéique, déterminé par les crises nerveuses, dont l'action, comme nous l'avons déjà dit plusieurs fois, est de provoquer et de modifier les sécrétions.

L'orchite rhumatismale a la plus grande analogie avec la métralgie. On peut résumer ses symptômes, en disant que ce qui domine toute l'affection, c'est une douleur intense et un gonflement, déterminé

comme pour la métralgie, par une sécré-
tion nerveuse.

Traitement

Indépendamment du traitement général
de la diathèse rhumatismale, déjà exposé
dans les précédents chapitres, on fera une
application de sangsues au périnée. Chez la
femme, on pourra aussi traiter la métralgie
par des vésicatoires volants pansés avec de
la morphine.

Nous ne dirons que quelques mots des
névroses des fonctions de reproduction,
dont les caractères sont l'exaltation, l'a-
bolition ou la perversion de l'action nerveuse qui préside à l'exercice des fonctions
génératrices.

Le *satyriasis* chez l'homme et la *nym-
phomanie* chez la femme, consistent essentiellement dans des ardeurs érotiques
et des fureurs amoureuses, qui se compliquent presque toujours de troubles de la
sensibilité générale, d'hallucinations et de
délire : L'hydrothérapie est la médication
par excellence de ces deux névroses.

L'*anaphrodisie* est l'affection contraire :
l'inertie des organes de la génération et
l'abolition des fonctions génitales. Cette
affection résulte des progrès de l'âge ou
de l'excès des plaisirs. Quelquefois elle est

congénitale et tient à un vice de tempérament.

Les sujets qui naissent atteints de cette névrose ont une physionomie particulière. Leur nature est molle, lymphatique, leurs formes arrondies, quelquefois chargées d'embonpoint, le système pileux est rare, la voix est grêle et perçante. Le caractère est apathique et manque totalement d'énergie.

Le traitement consiste dans les préparations toniques : le phosphate de chaux et de fer, les douches froides sur la colonne vertébrale, les affusions froides sur tout le corps, suivies de frictions générales.

Les actions sympathiques sont très fréquentes entre les organes de la reproduction et les autres parties du corps.

Chez la femme, l'estomac et la matrice ont des rapports très marqués ; il en est de même de la matrice et des seins. De là, les vomissements de la grossesse et les caprices des fonctions digestives qui s'y rattachent et le gonflement des seins. Les affections de la matrice ont aussi une influence sur la tête, et il suffit de signaler les migraines qui précèdent chez certaines femmes l'arrivée des règles.

Les organes génitaux chez l'homme exercent rarement leur action sur le système. Amatus et Van der Wiell parlent cependant de deux hommes que le désir amoureux faisait éternuer, et Bartholin en a observé plusieurs qui éternuaient immédiatement après l'avoir satisfait.

NÉVROSES DE LA MOTILITÉ.

Les névroses de la motilité des organes thoraciques et abdominaux ont une importance bien moins grande que les névralgies de ces organes.

Elles sont moins fréquentes et en général mal determinées. Celles des organes de la digestion sont :

La *dysphagie* ou rétrécissement convulsif du pharynx et de l'œsophage, empêchant le malade d'avaler les aliments, pendant la durée des accès.

La *contracture de l'estomac* ou crampe d'estomac, presque toujours liée à la névrose de la sensibilité, à la gastralgie.

La *paralysie des fibres musculaires de l'intestin*, qui n'est jamais complète et dont le symptôme principal est la constipation.

La circulation a pour névrose de la motilité les *palpitations nerveuses du cœur*, qui sont en réalité des convulsions de cet organe liées le plus souvent à la chloro-anémie.

Le *spasme de la glotte* consiste en des convulsions des muscles respiratoires, qui arrêtent instantanément les fonctions de la respiration , en produisant des phénomènes d'asphyxie ; c'est une maladie de l'enfance.

Les muscles des organes externes de la génération , chez la femme , sont quelquefois sujets à des convulsions tétaniques ; c'est ce qu'on désigne sous le nom de *vaginisme*. Ces convulsions, qui n'ont aucune gravité, ne se manifestent que lorsque les parties affectées sont en contact avec un corps étranger. C'est une maladie des jeunes mariées qui ne dure pas longtemps !...

Le traitement de ces différentes névroses est semblable à celui que nous avons déjà indiqué pour la névrose de la motilité du système nerveux périphérique.

NÉVROSES DIATHÉSIQUES.

Dans les considérations générales sur la nature des névroses, nous avons dit que ces affections se trouvaient presque toujours sous la dépendance d'états morbides généraux appelés diathèses. Tels sont la goutte, le rhumatisme, les dartres, la chlorose, la scrofule, la syphilis, etc. Nous allons étudier maintenant les caractères spéciaux que ces différentes maladies impriment aux affections nerveuses qu'elles engendrent.

NÉVROSES GOUTTEUSES

La goutte comme les autres diathèses se manifeste sous des formes différentes. Tantôt sous une forme anatomique déterminée, avec lésions permanentes ; tantôt fonctionnelle, sous la forme larvée d'abord, puis sous la forme rétrocédée. C'est aux manifestations fonctionnelles de la goutte qu'appartiennent en général les névroses goutteuses. Depuis longtemps, en effet, on sait que la goutte peut exister constitutionnellement sans présenter d'affections articulaires. Van Helmont l'a très nettement dit : *Podagricus, extra dolorem sive paroxysmum, est quoque morbosus* (Le goutteux, en dehors de ses accès douloureux, est toujours en état de maladie).

Nous avons déjà parlé de la dyspepsie

qui se montre avant et dans le cours de la goutte articulaire. Cette affection est très fréquente et se complique toujours de symptômes de gastralgie. D'ailleurs, il ne faut pas oublier que la goutte a une prédilection marquée pour l'estomac, et qu'elle est à cet organe ce que le rhumatisme est au cœur.

Une autre névrose du tube digestif de la même nature est la constriction convulsive de l'œsophage, qui est d'assez courte durée et qui fait rapidement place à l'affection articulaire. Budd et Scudamore ont parlé d'une forme cardialgique de la goutte. Elle est ainsi décrite par M. Charcot : « Il existe alors une douleur vive avec sentiment de crampes à la région épigastrique, et cette sensation pénible est calmée par la pression. Il se produit en même temps une distension marquée de l'estomac, avec des vomissements souvent incoercibles et un état général plus ou moins grave; on voit alors survenir de l'algidité, des sueurs froides; le pouls est petit, fréquent, irrégulier; il y a de plus une tendance à la syncope... »

Musgrave et Stoll ont aussi parlé de la cardialgie goutteuse, et Hoffmann a noté des vomissements spasmodiques de même nature. Enfin, Barthez a signalé plusieurs cas de cardialgie goutteuse revenant par accès plus ou moins intenses et plus ou moins fréquents.

L'hépatalgie goutteuse n'a pas de caractères bien distincts ; elle est assez rare, mais elle existe certainement, et Scudamore l'a mentionnée, en disant « que le foie est rarement sain dans la goutte. »

A l'appui de l'action de la goutte sur les névroses, Tissot rapporte l'observation suivante: «On m'amena, il y a quelques années, de la campagne, un jeune homme de 19 ans, qui, après avoir eu pendant trois ans des douleurs sciatiques assez fortes, prit, par le conseil d'un chirurgien, des bains froids; après le cinquième, la douleur se dissipa, mais il fut attaqué de mouvements singuliers dans le bras, la jambe et la cuisse du côté opposé, et dans la langue. »
On voit que pour Tissot la sciatique est une des expressions nerveuses de la goutte ; il cite également au même titre « les vapeurs qui disparaissent à l'apparition de la goutte ; et l'on peut voir tous les jours, dit-il encore, que la goutte dissipe l'hypocondrie. »
Puis il continue à décrire l'action de la maladie goutteuse sur les nerfs, et cite à l'appui les travaux de Cullen.
L'asthme a des rapports très marqués avec la goutte. Musgrave, dans son *Traité*

de la goutte, en a rapporté plusieurs exemples.

Trousseau en cite une observation frappante. Les attaques alternaient très régulièrement avec des accès d'asthme : tantôt des attaques de goutte se succédaient, tantôt c'étaient des accès d'asthme ; mais jamais le malade n'a eu à la fois goutte articulaire et asthme. Il me semble bien impossible de ne pas admettre , dans ce cas, que l'asthme et la goutte articulaires ne soient pas des expressions différentes d'une même diathèse.

Le même auteur a rapporté encore plusieurs observations d'asthme goutteux.

Dans l'une, il s'agit d'un homme de trente-cinq ans, asthmatique depuis l'âge de seize ans. Chaque accès durait quinze jours. Cette névrose disparut au milieu d'un accès et fit place à une attaque de goutte parfaitement régulière.

M. Guéneau de Mussy a trouvé que, sur dix-sept asthmatiques, six avaient des parents atteints d'asthme, et six étaient fils de parents goutteux ou rhumatisants et l'étaient eux-mêmes plus ou moins. M. Ball a également rapporté plusieurs observations d'asthme chez des femmes atteintes de goutte articulaire.

Il est une autre névrose grave qui a souvent son origine dans la diathèse goutteuse. Nous voulons parler de l'angine de poitrine. Une particularité de cette affection qui démontre sa nature goutteuse est sa fréquence chez l'homme et sa rareté chez la femme, ce qui est également le caractère de la goutte.

Les exemples d'alternance de goutte et d'angine de poitrine ne sont pas rares. Trousseau en cite encore de nombreuses observations. Dans la première, il s'agit d'un monsieur de soixante ans, fils d'un père asthmatique, atteint depuis six ans de diabète sucré. Avant la glycosurie, il avait eu plusieurs accès d'angine de poitrine qui se montraient la nuit, vers une heure du matin, d'une manière analogue aux accès d'asthme.

En voici encore une autre qui montre un certain degré de parenté avec l'asthme : c'est un Sicilien, âgé de quarante-huit ans. Le père était sourd-muet et goutteux ; l'aïeul maternel avait été tourmenté par une goutte des plus violentes. Lui est dyspeptique, dartreux depuis longtemps, et sujet à de nombreuses migraines.

En 1858, il eut une forte attaque de goutte au gros orteil, qu'il combattit par les anti-goutteux. Survint alors des accès d'angine de poitrine, « commençant par le bras gauche et remontant rapidement vers le cœur. La douleur et la constriction thoracique étaient si horribles, qu'il croyait sa fin prochaine. Les accès revenaient surtout la nuit. »

La migraine rhumatismale a son pendant dans les migraines goutteuses depuis longtemps connues, et qui, dans ces derniers temps, ont été parfaitement décrites par Lynch, Garrod et M. Demarquay.

Scudamore affirme même qu'il existe chez les goutteux une forme méningétique analogue à celle du rhumatisme.

L'apoplexie rhumatismale, indiquée par Stoll, décrite dernièrement par M. Vigla, se retrouve également, sous forme de stupeur, dans la goutte; enfin, les convulsions choréiques du rhumatisme ont aussi une analogie frappante avec les vertiges et les convulsions épileptiformes de la goutte, telles qu'elles ont été observées par Van Swieten, Todd et Garrod. Nous avons déjà raconté la fameuse observation du major anglais de Trousseau qui depuis longtemps était atteint d'une migraine intense qui revenait à heure fixe, de deux mercredis l'un. Trousseau combattit énergiquement cette névrose par des drastiques à haute dose. Elles disparurent pour faire place à une fluxion goutteuse franche que Trousseau traita cette fois par des anti-phlogistiques. Le major anglais succomba bientôt, sous l'influence de ce traitement, à une hémorrhagie cérébrale.

Cette migraine était bien évidemment une manifestation cérébrale de la goutte . larvée. Nous pourrions citer bien d'autres exemples de migraines goutteuses ; mais cela pourrait nous entraîner un peu loin, et ne nous donnerait pas, ce que nous avons cherché, les caractères que la diathèse imprime à cette névrose. Excepté les vomissements en général, c'est dans les antécédents du malade qu'il faut rechercher les éléments d'un diagnostic précis.

Nous devons encore citer maintenant, d'après Van Swieten, l'observation de cet homme qui, pendant deux ans, était pris de vertiges toutes les fois qu'il essayait de se tenir debout. Les plus habiles praticiens avaient en vain essayé de le guérir. Tout à coup, il fut pris d'une attaque de goutte dont jusque-là il n'avait ressenti aucune atteinte, et dès lors il se trouva délivré de ces pénibles vertiges.

Le même auteur a également mentionné le fait d'un individu qui éprouvait de violentes douleurs abdominales avec délire et tremblement général ; plus tard, il eut un accès d'épilepsie. Mais un jour il fut atteint d'une fluxion goutteuse du gros orteil, qui revint deux fois par an, et, depuis lors, il ne fut plus tourmenté par les accidents nerveux qu'il avait éprouvés auparavant.

Lanzoni dit également qu'une femme sujette à l'épilepsie depuis vingt-cinq ans, en fut délivrée par la goutte qui la prit à un pied.

Enfin Tissot dit avoir vu un malade chez qui l'humeur de la goutte produisit, entre une foule d'autres maux, trois accès véritablement épileptiques. D'après cela, peut-on douter qu'il y ait des névroses goutteuses.

NÉVROSES RHUMATISMALES.

Malgré les rapports étroits qui existent entre la goutte et le rhumatisme, les névroses qui appartiennent à ces deux maladies ont des caractères bien tranchés. C'est ainsi que certaines névralgies qui appartiennent au rhumatisme, et ce sont les plus nombreuses, sont rarement de nature goutteuse, que la chorée (danse de Saint-Guy) qui est, pour ainsi dire, l'expression convulsive du rhumatisme, n'appartient pas davantage à la goutte ; que celle-ci à son tour, a des symptômes cérébraux, comme les vertiges et les accès épileptiformes qui ne font pas partie des névroses rhumatismales.

Cela posé, examinons maintenant les

caractères des névralgies rhumatismales. Il en est une qui peut servir de type à toutes les autres, c'est la névralgie des parois thoraciques. Elle a été décrite d'une façon si complète par Valleix, que nous ne pouvous mieux faire que de l'emprunter à cet auteur :

« Le rhumatisme des parois thoraciques peut exiter dans différents points où il nous importe de l'étudier séparément. Lorsqu'il a son siége dans les parties latérales et vers le tiers moyen de la courbure des côtes, on lui donne plus communément le nom de pleurodynie.

« J'ai eu rarement l'occasion d'observer des cas semblables, ce qui tient surtout à ce que la plupart de ces pleurodynies ne sont autre chose que des névralgies intercostales. Lorsque la douleur peut être rapportée au rhumatisme musculaire, elle occupe un espace plus étendu, mal circonscrit.

« La douleur à la pression, est en général moins vive et l'on ne trouve pas les points limités dont j'ai parlé. Dans aucun cas on ne constate une douleur siégeant uniquement dans deux points situés à une distance très grande l'un de l'autre, comme dans la névralgie dorio-intercostale. Lorsque le rhumatisme est violent, la douleur est moins vive à la pression que dans les mouvements du tronc et dans les efforts de la toux, ce qui n'a pas lieu dans la névralgie.

« Quand le rhumatisme est situé à la région dorsale, la distinction peut être un peu plus difficile. Dans les cas de ce genre qui se sont présentés à moi, j'ai distingué le rhumatisme aux signes suivants : Lorsque la douleur siégeait uniquement dans le trapèze, on trouvait la sensibilité augmentée non-seulement vers les apophyses épineuses dorsales, mais encore le long du ligament cervical. Les attaches supérieures du trapèze à l'occipital étaient douloureuses à la pression, ainsi que celles qui fixent ce muscle à l'épine de l'omoplate. De plus, il y avait une douleur marquée, quoique moins forte, dans l'intervalle de ces points, et ce qu'il importe de noter, c'est qu'à la région, la sensibilité morbide n'était pas plus vive dans l'intervalle des vertèbres et en dehors des apophyses épineuses que sur ces apophyses elles-mêmes. Les élancements se faisaient sentir dans le cou. Lorsque le rhumatisme affecte principalement le muscle rhomboïde, la douleur occupe les parties inférieures du ligament cervical et les premières apophyses épineuses dorsales, mais elle a les caractères que je viens d'indiquer.

« On trouve en outre le long du bord

spineux de l'omoplate une douleur de même nature qui en occupe toute la hauteur, et en pressant sur la surface du muscle, on détermine une douleur ordinairement peu vive. Les élancements, dans un cas, montaient de la poitrine vers l'épaule, en passant sur l'omoplate, direction bien différente de celle des élancements névralgiques. Mais la plus vive douleur, dans tous ces cas de rhumatisme, se fait sentir dans les mouvements qui nécessitent la contraction des muscles malades, et cette douleur acquiert son *summum* d'intensité lorsque le sujet change brusquement de position. Il est presque inutile de faire voir combien la névralgie lombo-intercostale diffère de ces douleurs musculaires : Siège plus limité et tout à fait différent ; points douloureux circonscrits et disséminés dans un long espace sur le trajet d'un nerf ; élancements parcourant souvent le même trajet ; douleurs beaucoup moins vives dans les mouvements de la tête et des membres. »

La sciatique rhumatismale est fréquente : En cherchant les causes de la névrose du nerf sciatique, Axenfeld s'exprime ainsi :

« L'action du froid humide est une des mieux constatées, ce qui a conduit quelques auteurs à considérer la sciatique rhumatismale comme la plus fréquente de toutes : C'est pendant les mois les plus froids de l'année que cette névralgie se montre le plus fréquemment ; on l'observe chez les individus logés dans des lieux humides où la température est basse ; quelquefois la maladie date d'un refroidissement subit, de l'immersion des pieds dans l'eau, du contact de l'herbe mouillée, etc. »

Les caractères de la sciatique rhumatismale consistent dans l'irrégularité de son début, et par l'intensité, qui varie avec l'humidité de la température, et par la concomittence des douleurs rhumatismales des muscles. Ces caractères la différencient de la sciatique goutteuse, qui apparaît subitement, qui est beaucoup plus douloureuse, qui se montre en été et à l'automne, et qui succède souvent à une fluxion goutteuse d'une articulation.

L'action du rhumatisme sur les autres névralgies n'est pas moins évidente. Le docteur Leclère, sur douze cas de névralgie générale, en a trouvé huit de nature rhumatismale. Elle peut se faire sentir sur l'estomac, mais faiblement, les accès de gastralgie qui se montrent brusquement, avec accès, disparaissant subitement appartiennent, comme nous l'avons déjà dit, à la goutte.

Ce que nous disons pour la gastralgie,

nous pouvons le répéter pour l'entéralgie et pour l'hépatalgie. Cette dernière est d'une ténacité extrêmement rebelle. Nous en avons observé plusieurs cas, qui alter-naient avec les névralgies des muscles de l'épaule.

Nous ne nous arrêterons pas longtemps sur la métralgie, dont la nature est tellement évidente, qu'elle porte aussi le nom de rhumatisme utérin, comme nous l'avons déjà dit.

Nous voici arrivé aux viscéralgies rhumatismales, qui ont une importance d'autant plus considérable, qu'elles affectent les organes principaux auxquels sont dévolues les principales fonctions de la vie.

L'angine de poitrine, qui provient de la goutte, se montre aussi dans le rhumatisme. Une des preuves qu'on peut donner *a priori* est sa fréquence dans les pays froids et humides.

« Je crois, dit Trousseau, que l'angine de poitrine est, en effet, chez quelques individus, une affection rhumatismale ou goutteuse ; sans qu'il soit besoin d'invoquer une rétrocession, une répercussion de la goutte ou du rhumatisme, on conçoit que cette névralgie puisse se développer au même titre que toutes les névralgies, dont sont très communément affectés les goutteux et les rhumatisants. »

Mais la plus fréquente des viscéralgies rhumatismales est incontestablement l'asthme. En voici une observation extrêmement intéressante, et que nous empruntons au docteur Hérard :

« Une dame d'une cinquantaine d'années avait été atteinte, pour la première fois, vers l'âge de trente ans, d'un rhumatisme articulaire aigu. Elle se rétablit, mais au bout de deux mois elle eut une une rechute. Depuis lors, elle conserva pendant plusieurs années des douleurs musculaires, rhumatismales, vagues et erratiques.

« Ces douleurs cessèrent. A partir de cette époque. d'autres douleurs névralgiques se déclarèrent, et en même temps la malade fut sujette à des migraines périodiques, dont elle n'avait jamais été affectée antérieurement. »

En 1858, M. Herard fut appelé à lui donner des soins. Cette dame était alors tourmentée par une toux spasmodique, revenant régulièrement la nuit à la même heure. Dans ce même hiver, elle eut une névralgie faciale, et la peau de son cou se couvrit d'une éruption dartreuse de forme papulo-vésiculeuse, qui fut du reste très passagère. L'hiver suivant se passa sans aucun accident, mais en 1860, la malade fut prise d'accès d'asthme nerveux, parfaitement caractérisé, revenant le soir et pendant la nuit.

Nous voyons, dans cette observation, la névralgie, la migraine, la toux nerveuse, la névralgie faciale et une dermatose fugace, jouer le rôle d'équivalents entre l'accès de rhumatisme articulaire aigu et l'asthme nerveux, qui a mis fin à ces diverses manifestations de la diathèse rhumatismale.

La migraine rhumatismale, plus fréquente que la migraine goutteuse, est aussi moins violente, et elle n'est pas suivie de vomissements, comme cette dernière. Indiquée par Van Swieten, elle a été dernièrement l'objet d'une étude sérieuse de la part de M. Gubler.

Personne n'ignore l'importance des paralysies rhumatismales, tant pour leur fréquence que pour l'empirisme avec lequel on les traite généralement. On reconnaîtra leur origine, indépendamment des symptômes commémoratifs, aux caractères suivants : Affaiblissement de la contractilité électrique et paralysie des muscles orbiculaires des paupières.

Parmi les paralysies partielles, nous devons signaler les caractères de la paralysie rhumatismale des membres supérieurs, dont l'importance clinique est bien connue. Celle-ci est limitée presque toujours à l'un des membres ; elle diminue à peine la contractilité électrique et s'accompagne souvent d'exaltation de la sensibilité musculaire, avec paralysie de la région dorsale de l'avant-bras. C'est à ces caractères qu'il faudra s'en rapporter pour établir le diagnostic différentiel de la paralysie consécutive à l'intoxication par les sels de plomb.

Nous voici amené à parler maintenant de la névrose rhumatismale par excellence, de la chorée. Sauvages, le premier, avait mentionné les liens qui unissaient le rhumatisme à la danse de Saint-Guy.

Après lui, Stoll a rapporté l'observation d'un jeune homme atteint de chorée et de folie, précédées de rhumatisme articulaire.

Mais les recherches de M. G. Sée, de M. Botrel, ont jeté les plus vives lumières sur cette question. M. Sée a constaté cinq fois sur sept l'action de la diathèse rhumatismale sur cette névrose.

Trousseau a vérifié le rôle important que joue le rhumatisme sur la danse de Saint-Guy, par une série d'observations que nous allons analyser.

Après avoir rappelé le fait d'une jeune fille, qui succomba à une danse de Saint-Guy des plus violentes, et qui s'était déclarée dix ou quinze jours après en rhumatisme articulaire aigu, il cite celui de Legroux complétement analogue : rhumatisme articulaire aigu chez la fille d'un tailleur, avec endocardite qui se complique vers le quinzième jour de la maladie, de chorée, de délire, et enfin d'accidents comateux, qui enlèvent la malade le dix-septième jour.

Puis l'observation du docteur Magnier :

Attaque de chorée chez une jeune fille de dix ans; hémiplégie consécutive à quatorze ans; accès de rhumatisme, et consécutivement nouvelle attaque de chorée. Le frère de cette malade a eu à l'âge de treize ans une attaque de rhumatisme suivie, deux mois après, de la même affection convulsive que sa sœur. Le père de ces enfants avait eu cinq attaques de rhumatisme articulaire.

Les deux autres observations rapportées par Trousseau sont celles d'un enfant de cinq ans et demi qui fut pris d'un rhumatisme articulaire qui dura un mois et auquel succéda une danse de Saint-Guy et une endocardite caractérisée par un bruit de souffle au cœur.

L'autre est celle d'une jeune fille de quatorze ans, entrée, le 9 janvier 1861, à l'Hôtel-Dieu, atteinte de chorée; — dans son enfance, elle avait eu des mouvements choréiques et des douleurs articulaires;

le 16 janvier, cette malade est prise de rhumatisme articulaire généralisé. La chorée disparaît ; mais, le 25 janvier, la douleur articulaire avait cessé. On observe alors les symptômes suivants : douleur de tête, stupeur, diminution des mouvements du cœur et de la respiration.

Ces symptômes durèrent quatorze jours ; puis, la malade entra en convalescence et guérit.

Trousseau commente ainsi ces observations : Combien de faits qui me sont personnels, et dont quelques-uns sont tout récents pourrais-je ajouter à ceux-ci, maintenant que je ne laisse plus échapper l'occasion de rechercher la loi de coïncidence sur laquelle les travaux de MM. Huguier, Botrel et Germain Sée ont plus spécialement éveillé notre attention.

Instruit par eux, j'ai pu prédire, en bien des circonstances, que la danse de Saint-Guy affecterait des enfants que je voyais atteints de rhumatisme. De plus, j'ai pu prédire réciproquement que des enfants que l'on m'amenait affectés de danse de Saint-Guy auraient tôt ou tard du rhumatisme. Toutefois, vous verrez rarement de chorée précéder le rhumatisme, tandis que souvent elle lui succède.

Il est encore une névrose du système nerveux central qui a une gravité exceptionnelle, c'est l'encéphalopathie rhumatismale, autrement dit le rhumatisme cérébral. Celui-ci se présente sous différentes formes : La forme apoplectique, indiquée depuis longtemps par Musgraves et par Sauvages, est presque toujours suivie de mort, sans qu'aucune lésion puisse expliquer cette terminaison. Quelquefois, on voit survenir d'emblée, après l'apparition de quelques symptômes généraux, une hémiplégie, qui se juge ensuite par une attaque de rhumatisme articulaire. Mais jamais ces phénomènes cérébraux n'arrivent sans qu'il y ait eu autérieurement plus ou moins d'accidents dans les articulations ou dans les muscles. La forme délirante est caractérisée par un état suraigu et un délire maniaque.

Il importe de signaler dans le rhumatisme cérébral les caractères différentiels de ces deux formes qui consistent essentiellement dans l'absence de vomissements, de mal de tête et de convulsions. Tout se borne à la stupeur et à une dilatation énorme des pupilles. Dans la forme méningitique au contraire, on observe un délire aigu accompagné de convulsions, d'accélération du pouls et d'une affection du cœur.

NÉVROSES CHLOROTIQUES,

On sait que la chlorose est une maladie chronique qui a pour caractères essentiels un appauvrissement du sang et la décoloration des tissus, et qu'elle s'accompagne toujours de troubles divers de la nutrition, de la circulation et de l'innervation. Nous ne nous occuperons que de ces derniers.

Trousseau a dit que « la chlorose se révèle par des névralgies à siége multiple, » et que la névralgie intercoscale et celle de l'estomac (dyspepsie) manquent rarement chez les femmes dont la constitution est épuisée par le flux mensuel ou par la leucorrhée (fleurs blanches).

Les névroses chlorotiques ont été indiquées depuis longtemps par Sydenham et par Tissot consécutivement à de graves hémorrhagies.

Dans ces derniers temps, MM. Gendrin, Pidoux et Bouillaud ont mentionné également les troubles nerveux déterminés par les altérations de la chloro-anémie, et dont la guérison pouvait s'obtenir facilement par l'emploi des ferrugineux.

M. Bouillaud a indiqué particulièrement les palpitations de cœur qui sont si fréquentes chez les chlorotiques et sur lesquelles les préparations de fer agissent d'une façon spécifique et rapide.

Parmi les névroses qui proviennent de la chloro-anémie, une des plus fréquentes est certainement une migraine qui affecte toute une moitié de la tête, et qu'on désigne sous le nom d'hémicrânie, caractérisée par la constance de la douleur aux périodes de redoublement vers le soir.

Les observations de paralysies chlorotiques ne manquent pas non plus. Ashwell, Beau, Sandras en ont publié un certain nombre. Le docteur Landry en a réuni quinze cas. Dans son mémoire à l'Académie de médecine, cet auteur a signalé également l'amaurose de même nature, et en a rapporté deux observations avec celles qu'il a empruntées à Noirsain et à Blaud.

Malgré cela, il faut se garder de confondre les affections nerveuses qui surviennent après une hémorragie abondante,

avec celles qui sont une des manifestations de la cachexie chlorotique. Il y a un
caractère qui les différencie étrangement :
l'une arrive immédiatement, marche de
pair avec l'accident qui l'a amené et disparaît rapidement. Les autres viennent
progressivement , s'établissent et ne cè-
dent qu'à un traitement très long et très
énergique. — Cela s'explique d'ailleurs
parfaitement par la physiologie des symptômes de la maladie. Dans les paralysies
hémorrhagiques, par exemple, la paralysie est périphérique, elle résulte d'une sti-
mulation insuffisante des extrémités nerveuses par le sang ; les autres dépendent
d'un état morbide de tout l'organisme.

Il faut expliquer de la même façon les
observations d'asthme chlorotique guéri
par les préparations ferrugineuses et les
cas d'épilepsie liée à la chlorose, signalés
par Hoffmann et par le docteur Marotte.

Trousseau, comme on le pense, n'avait
pas manqué d'observer les affections nerveuses provenant des altérations du liquide circulatoire. A propos de la chorée,
il disait « qu'il est hors de doute que la
chlorose favorise le développement de la
chorée ; » mais il ajoutait qu'il est également certain « que la danse de Saint-Guy
rend chlorotiques les sujets qui ne l'étaient
pas avant l'apparition de la chlorose. »

Nous ne pouvons mentionner toutes les affections nerveuses de cette nature, car elles sont nombreuses ; elles sont susceptibles de prendre les formes les plus simples, comme la névralgie intercostale, de même que les formes les plus graves, comme l'épilepsie et la folie. En revanche, comme nous l'avons déjà dit, elles guérissent facilement par un traitement tonique et l'hydrothérapie. Il y a deux mois, nous fûmes appelé pour un cas très grave. C'était une jeune femme qui, sous l'influence de chagrins, était tombée dans une anémie profonde ; elle ne tarda pas à présenter les symptômes de la danse de Saint-Guy, qui se compliquèrent presque immédiatement d'hystérie convulsive et de folie. Nous la fîmes entrer à l'hospice Sainte-Anne, d'où elle sortit, un mois après, dans un état d'amélioration très sensible et, après trois semaines de convalescence, elle était guérie et reprenait ses occupations ordinaires.

NÉVROSES SCROFULEUSES,

Les névroses scrofuleuses sont à peine mentionnées par les auteurs. Est-ce qu'en réalité elles n'existent pas, ou bien ne sait-on pas les reconnaître, lorsque les manifestations de la maladie constitutionnelle ne sont que fonctionnelles? Nous ne croyons pas être trop affirmatif en disant que bien des affections nerveuses attribuées à la chlorose sont de nature scrofuleuse. Il est vrai que les névroses qui appartiennent à la scrofule sont peu nombreuses; mais il faut cependant citer la danse de Saint-Guy et l'épilepsie.

La chorée scrofuleuse a été indiquée par J. Franck et par M. le Dr G. Sée. — M. le Dr Muller en a également publié deux observations rapidement guéries par l'emploi de l'iodure de potassium. Dans le volume des maladies chroniques, nous avons donné l'observation de la famille B... entachée de scrofule héréditaire : on se souvient que, indépendamment des manifestations générales de la maladie, deux filles sont atteintes d'hystérie et que le fils a eu, pendant un certain temps, des attaques d'épilepsie. Il y a quelques années, nous avons aussi soigné une jeune fille de seize ans qui présentait les apparences les plus remarquables de la pléthore scrofuleuse, et qui fut atteinte de chorée qui dura un an et qui se transforma ensuite en hystérie convulsive dont elle fut guérie par l'emploi du nitrate d'argent à la dose de 0gr,02 par jour en deux pilules.

Dans le volume de la folie, nous verrons que cette névrose est souvent l'expression de la maladie scrofuleuse. Dans un mémoire couronné par une société savante, nous avons publié, il y a quelques années, vingt cas d'aliénation mentale, à forme dépressive, qui tous étaient liés aux différentes périodes de la scrofule, parmi lesquels se trouvait l'histoire de cette pauvre fille, G..., que nous avons rapportée dans nos *Maladies chroniques*. Elle était atteinte d'idiotie, de cécité, de surdi-mutité, et elle succomba dans un état de marasme affreux, qui caractérisait la scrofule constitutionnelle dans sa plus complète expression : suppuration des glandes lymphatiques, abcès froids, nécrose des os, tumeur blanche et finalement phthisie pulmonaire.

NÉVROSES TUBERCULEUSES.

La maladie tuberculeuse, comme les autres maladies chroniques, se manifeste soit par des affections organiques déterminées par la production de tubercules, soit par des troubles des différentes fonctions. De là, les affections tuberculeuses du système nerveux où les tubercules ne se développent pas d'une manière apparente, mais qui sont parfaitement démontrées par les caractères généraux de la maladie constitutionnelle, par l'hérédité, par la transformation et par l'alternance des troubles nerveux et des symptômes des affections tuberculeuses des organes. Tel ce malade atteint d'abord d'une maladie de peau, qui disparaît et se transforme en sciatique, qui se juge elle-même finalement par la phthisie pulmonaire. Telles sont aussi les névroses graves dont nous avons si souvent mentionné la disparition et la réapparition, suivant que la maladie des poumons faisait des progrès ou s'arrêtait.

La danse de Saint-Guy, qui appartient à peu près à toutes les maladies chroniques, est aussi de nature tuberculeuse ; J. Frank et M. G. Sée l'ont observée. L'asthme est très fréquent dans les familles tuberculeuses.

Trousseau a rapporté l'histoire d'une dame de soixante-douze ans qui était asthmatique. Elle était née d'une mère morte tuberculeuse ; elle perdit deux filles, l'une emportée par une méningite, l'autre enlevée par la phthisie pulmonaire. « Des parents tuberculeux peuvent donc procréer des enfants asthmatiques, ajoute Trousseau, et réciproquement des asthmatiques peuvent donner naissance à des individus tuberculeux. C'est un fait assurément très remarquable que l'asthme, qui semble si peu de chose, quant à la lésion organique qui l'accompagne, paraît être, en quelques circonstances, la manifestation d'une maladie constitutionnelle dont l'expression locale est aussi considérable que la tuberculisation. »

Nous avons vu plusieurs cas d'asthme

chez des personnes qui, dans leur jeunesse, avaient eu des symptômes de phthisie pulmonaire, et M. Guéneau de Mussy est encore plus affirmatif; il dit « qu'il y a entre l'asthme et la phthisie pulmonaire une sorte d'antagonisme ; et ces deux maladies paraissent s'exclure mutuellement dans certaines races prédisposées à leur double atteinte ; et chez le même sujet, le développement de l'une semble enrayer ou affaiblir la marche de l'autre. »

Le Dr Pidoux a rapporté l'observation d'un homme d'Etat qui, après avoir présenté, pendant quelques années, des signes de tuberculisation au sommet du poumon droit, fut pris d'accès d'asthme pendant une rémission provoquée par une saison aux Eaux-Bonnes. La convalescence marcha dès lors très rapidement et le malade put reprendre ses travaux sans rechute.

Nous ne pouvons accumuler toutes les observations de névroses tuberculeuses que nous avons eu l'occasion d'observer ou qui sont répandues dans toutes les publications scientifiques. Nous en citerons cependant quelques-unes qui offrent un grand intérêt :

Nous mentionnerons d'abord le cas de cette jeune fille citée par Tissot qui, dans « une étisie lente, éprouva, à différentes reprises, des convulsions violentes, des spasmes soutenus, des paralysies passagères, pendant plus d'un an. » Puis celui de ce jeune homme, rapporté par le même auteur, qui, « étant tombé dans l'étisie, éprouva un changement singulier dans sa physionomie, qui dépendait de ce que les muscles des yeux étaient habituellement dans un état de spasme qui, dérangeant leur position, faisait que l'œil droit voyait les objets un pouce plus haut que l'œil gauche. »

L'observation suivante est également très remarquable :

Chorée. — Hémicrânie. — Mouvements convulsifs des yeux et de la jambe droite. — Mort subite dans un état apoplectique. — Foyer purulent considérable dans l'hémisphère gauche. — Ramollissement de la substance cérébrale environnante. — Tubercules granuleux.

D..., d'un tempérament lymphaticonerveux, né d'une mère morte hémiphlégique et d'un père souvent affecté de vives céphalalgies et mort avant cinquante ans avec des symptômes d'affection cérébrale, éprouva, dès l'âge de dix ans, les premières atteintes d'une hémicrânie dont les retours plus ou moins fréquents eurent lieu jusqu'en 1815.

En 1808, à l'âge de trente-sept ans, contusion à la tête. — En 1817, accès de chorée.

. . . . , ... , . .

A l'ouverture du corps, on trouve un foyer purulent, considérable dans le lobe antérieur de l'hémisphère gauche du cerveau. Les parties environnantes étaient réduites en une matière putrilagineuse au milieu de laquelle on reconnaissait des granulations tuberculeuses de la grosseur d'un grain d'orge.

L'auteur de cette observation (le Dr Desganltières) attribue cette affection cérébrale à une disposition héréditaire. Lallemand, qui la rapporte, fait remarquer que la maladie a duré neuf ans au moins avant de causer la mort, et que les symptômes n'ont pas présenté la moindre ressemblance avec les affections aiguës : « Ils ont offert, ajoute-t-il, ce caractère remarquable d'intermittence et de périodicité qui distingue les affections chroniques, en général, et surtout celles du système nerveux.

Nous soignons en ce moment M. S... âgé de 42 ans ; c'est un homme de haute taille, d'origine suédoise, qui n'a jamais fait le moindre excès. Voici, en résumé, l'histoire pathologique de lui et de sa famille :

Père, très robuste, vit encore;

Mère, morte de phthisie pulmonaire;

Sœur, morte de phthisie pulmonaire, à 16 ans;

Frère, mort de phthisie à 20 ans.

M. S..., en 1865, a ressenti quelques douleurs dans les jambes ; en janvier 1870, il éprouva les premiers symptômes de bronchite tuberculeuse ; ils disparaissent pendant deux ans; mais, en 1873, ils apparaissent de nouveau avec une intensité beaucoup plus grande et durent jusqu'au commencement de 1874. Ils s'amendent encore à cette époque sous l'influence d'un traitement très énergique; mais en même temps, nous observons les symptômes les plus caractéristiques de l'ataxie locomotrice. Nous avons dejà signalé cette névrose comme l'expression d'un état latent de la tuberculose de la moelle épinière. Mais les autopsies n'ont encore rien révélé de certain sur la nature des lésions de la moelle épinière.

Le traitement des névroses tuberculeuses repose, comme les autres formes de la maladie, sur les préparations toniques reconstituantes: phosphate de chaux, phosphate de fer, huile de morue, vins généreux, viandes rôties, etc.

NÉVROSES CANCÉREUSES.

Les névroses cancéreuses sont de toutes les affections nerveuses liées aux maladies constitutionnelles celles dans lesquelles les troubles de la sensibilité sont le plus considérables. « J'ai remarqué plusieurs fois, dit Baumès, que dans les familles où il y avait des cancéreux, ceux des membres de ces familles qui n'ont pas été affectés de cancer, ou qui sont morts avant l'âge où le cancer se manifestait chez les parents, présentaient les traits de la diathèse névrosique au plus haut degré, des douleurs vagues, mobiles, aiguës, des névralgies réitérées, des névroses dans divers viscères, dans les voies gastriques, dans la poitrine, des toux opiniâtres et douloureuses simulant la phthisie, beaucoup de vivacité dans les mouvements, une très grande impressionnabilité et parfois quelque chose d'étrange dans les facultés intellectuelles.

M. Béhier rapporte le fait d'un homme chez lequel une tumeur mélanique, située au desous de la région épigastrique, fut enlevée, d'autres tumeurs du même genre ne tardèrent pas à se développer sur d'autres parties de la peau; bientôt des simptômes convulsifs, des douleurs dans le bas-ventre se manifestèrent, et le malade mourut. On trouva à l'autopsie des tumeurs mélaniques dans le cerveau, dans le corps thyroïde et dans les intestins.

Nous avons constaté un grand nombre de fois, en recherchant les antécédents héréditaires d'un aliéné, qu'une partie de la famille était entachée de cancer, tandis que d'autres membres étaient affectés de névroses diverses.

Parmi les troubles de la sensibilité qui peuvent se rapporter à une production cancéreuse, nous ne pouvons manquer de signaler ces migraines violentes durant pendant plusieurs années, tantôt dans l'endroit de la tête malade, tantôt dans le côté opposé; la douleur est lancinante et **va** retentir dans la peau de la face et de divers points du corps. La sensibilité de la peau est exaltée ou entièrement abolie; quelquefois il y a une démangeaison insupportable et les sens se paralysent successivement.

M. Rayer a observé plusieurs fois une série de symptômes nerveux se manifestant pendant quelques années et qui se traduisaient par de violentes douleurs de tête, affaiblissement de la mémoire, l'amaurose, la contracture des membres. L'autopsie révélait une dégénérescence cancéreuse du cerveau.

On sait que les convulsions épileptiformes répondent souvent au cancer du cervelet. Enfin, parmi les altérations organiques de nature cancéreuse de diverses parties du cerveau, même de tout un hémisphère, on a observé, comme troubles fonctionnels, les convulsions générales ou partielles, les douleurs à la plante des pieds, aux mollets et aux genoux; des troubles graves de la vision, du goût, de l'odorat, — pendant que les troubles de l'intelligence étaient les derniers à se manifester.

Le traitement des névroses cancéreuses consiste dans les préparations de ciguë et de belladone, les médications iodique et arsenicale.

NÉVROSES SYPHILITIQUES.

La syphilis est une maladie constitutionnelle et contagieuse la plus redoutable de celles qui affectent l'espèce humaine, car son siége principal a pour lieu d'élection les sources mêmes de la vie.

Les névroses se montrent à la seconde et à la troisième période de la maladie, et quelquefois ne se manifestent que chez les enfants des sujets atteints de syphilis.

Tissot prétend que le virus vénérien ne produit les maladies des nerfs qu'au dernier degré de dépérissement, ou quand il a occasionné des exostoses et des caries : « On voit cependant, dit-il, des convulsions produites par ce mal, dans un degré moins avancé, et l'on en trouve un exemple marqué dans les observations de Fabrice de Hilden. »

Les affections nerveuses de cette nature sont très variées ; tantôt elles se montrent sous la forme de névralgie, tantôt sous la forme convulsive, tantôt sous la forme de délire; en un mot, elles se révèlent par des troubles de la sensibilité, de la mobilité et de l'intelligence.

Les névroses syphilitiques les plus fréquentes sont la névralgie faciale, la névralgie de la moelle épinière, la sciatique, la névralgie bitemporale et certaines névralgies périodiques. On différencie la nature de ces névralgies et leur origine syphilitique à leur caractère essentiellement continu et à la violence du redoublement de l'élément douloureux pendant la nuit.

Plus rarement que les névralgies, on observe différentes formes de paralysies syphilitiques, bien décrites par le professeur Lallemand, les contractures signalées par Bouisson, Royer, Vidal et Ricord, les convulsions partielles et générales, les accès épileptiformes, l'épilepsie, l'amaurose, l'asthme, la danse de Saint-Guy, d'après Sandras et Costilhes. Mais pour ces névroses graves, nous n'avons aucun caractère particulier qui soit de nature à en faire distinguer l'origine. C'est à l'âge, aux aveux du malade, aux manifestations extérieures, qu'il faudra s'en rapporter, comme l'a fait Trousseau, dans la circonstance suivante. Une dame, âgée de quarante ans, vient le consulter sur des accès d'épilepsie, se répétant avec une fréquence de jour en jour croissante, à ce point, qu'elle était arrivée à en avoir jusqu'à vingt et un dans les vingt-quatre heures.

Cette dame portait au front une large et profonde cicatrice, qui, placée au-dessus et en dehors de l'arcade sourcilière droite, pénétrait jusqu'au frontal, qui était nécrosé. Il y avait en outre une nécrose des os propres du nez, et celui-ci était écrasé.

Sous l'influence d'un traitement antisyphilique, des mercuriaux, de l'iodure de potassium, les accidents s'amendèrent promptement, de telle sorte que dès le premier mois il n'y eut qu'une seule attaque, et ce fut la dernière.

Quelquefois un mal de tête violent et continu pourra y faire justement soupçonner l'existence d'une production syphilitique intra-cranienne, ainsi que le retour et l'exacerbation des douleurs la nuit.

Ce sont à ces caractères que Lebreton et Trousseau reconnurent l'origine syphilitique de l'épilepsie chez un jeune homme qui avait été affecté cinq ou six ans avant le premier accès, et qui avait passé presqu'inaperçu. La liqueur de Van Swieten fut immédiatement prescrite; les accidents cessèrent complétement et le malade fut radicalement guéri.

Ces deux exemples d'épilepsie syphilitique montrent combien l'étiologie joue un rôle important dans le traitement des névroses. Cependant, c'est à peine si l'influence des maladies chroniques est indiquée par les auteurs, et principalement par les aliénistes. On objecte que ces cas sont rares, que le diagnostic est difficile. Nous admettron volontiers cette dernière objection, mais nous pensons que les névroses syphilitiques sont beaucoup plus fréquentes qu'on ne le croit généralement. Des observations nombreuses en ont été publiées sur la paralysie, l'épilepsie et la folie, par MM. Gros, Lancereaux, Landry, Hildenbrand. Lallemand, dans son *Traité des maladies de la peau*, en a rapporté un certain nombre, parmi lesquelles nous allons en résumer quelques-unes :

« Syphilis, épilepsie, état soporeux, adhérence des méninges, endurcissement de la substance corticale, kystes dans la substance médullaire. »

Cette observation a été empruntée par Lallemand à Morgagni. (Lettre 9, obs. de Mediana). Il s'agit d'une femme, portant à la partie supérieure du front deux tumeurs gommeuses. On la traita par le mercure, et les auteurs font remarquer, pour ceux qui attribuent l'épilepsie syphilitique à l'intoxication mercurielle, que cette femme avait eu des attaques d'épilepsie avant de prendre du mercure.

2° Vertige cérébelleux, paralysie, abolition de l'intelligence et des fonctions des sens, mort. Ulcérations syphilitiques sur le côté droit de la poitrine. Tumeur du cerveau.

Cette observation a été empruntée par Lallemand à Sanson. Elle a été prise par lui-même dans son service à l'Hôtel-Dieu,

3° Lallemand rapporte encore une observation d'épilepsie syphilitique, vérifiée à l'autopsie, par la présence d'une tumeur gommeuse dans le cerveau, dans laquelle il indique qu'une « céphalalgie horrible » avait accompagné le début des attaques d'épilepsie.

Nous avons déjà vu dans l'observation de Trousseau, qu'un mal de tête intense, continu, avec redoublement pendant la nuit, l'avait mis sur la trace du diagnostic.

Les maladies nerveuses, d'origine syphilitique, doivent être traitées par les préparations mercurielles (iodures et chlorures de mercure), par l'iodure de potassium, par les dépuratifs, les bains de vapeur; une alimentation tonique, composée de viandes rôties, de poisson et de vin de Bordeaux.

NÉVROSES PAR EMPOISONNEMENT.

Les affections nerveuses peuvent encore avoir pour causes l'empoisonnement chronique par les sels de plomb et de mercure, par le sulfure de carbone, par l'alcool, par les miasmes des marais, les fièvres intermittentes, les maladies pestilentielles et infectieuses, la fièvre typhoïde, le choléra, la suette, la diphtérie et les fièvres éruptives.

Les névroses les plus communes qui surviennent, sous l'influence de l'intoxication marématique, sont la *névralgie trifaciale* qui apparaît, soit comme accompagnement d'accès fébriles dus à cette cause, soit comme suppléant à ces accès (fièvre larvée), — les *palpitations du cœur*, la *sciatique*, la *gastralgie*, les *convulsions*, l'*épilepsie* signalée par M. Baillarger, la *paralysie* (docteur Ouradou) et enfin une forme de *congestion cérébrale apoplectiforme*. Trousseau signale également une *toux spasmodique* qui, chez les individus qui se sont exposés à l'affection palustre, revient tous les jours à la même heure, tous les jours, tous les deux jours, tous les trois jours, sans être accompagnée d'expectoration et qui cède comme toutes les affections paludéennes à la médication quinique. En général, ces névroses reviennent à intervalles réguliers et prennent les différents types de la fièvre intermittente, quotidienne tierce, double-tierce, quarte double-quarte, triple-quarte.

Des cas d'épilepsie et de paralysie ont été signalés aussi à la suite du choléra (Delasiauve, Landry), de la suette et de l'angine couenneuse (diphtérie) (Parrot, Landry et Filleau).

La paralysie diphtérique se présente, tantôt comme une forme bénigne, n'affectant que les muscles des membres et de la vie organique, le voile du palais et les sens, tantôt sous une forme grave, aux symptômes ataxo-adynamiques, qui ne sont pas en rapport avec l'intensité ni la durée des affections couenneuses et qui cependant amène la mort par suffocation. Les paralysies diphtériques sont, comme celles du plomb et du mercure, des phénomènes d'intoxication et sont dues à la perturbation éprouvée par le système nerveux.

Le traitement à leur imposer est une médication tonique et reconstituante : vins de quinquina ferrugineux, frictions sèches, bains sulfureux ; préparation de noix vomique et bain de mer à la période de convalescence.

L'empoisonnement auquel sont sujets les ouvriers qui travaillent les sels de plomb et de mercure détermine aussi quelquefois des affections graves du système nerveux, parmi lesquelles nous devons mentionner particulièrement l'épilepsie. Les intoxications se produisent lentement en déterminant dans les centres nerveux des modifications chroniques et persistantes. Il en est de même du sulfure de carbone qu'on emploie dans la fabrication du caoutchouc vulcanisé.

NÉVROSES ALCOOLIQUES.

L'intoxication par les liqueurs alcooliques (eau-de-vie, absinthe, vermouth, etc.) produit des désordres non moins graves que les précédents. Nous ne parlerons ni du délire, ni des accès de *delirium tremens*, ni de la paralysie générale, qui sont du ressort de la folie ; mais nous devons signaler le tremblement, l'épilepsie, les convulsions en général et une forme de paralysie, qui sont les trop fréquentes manifestations nerveuses de l'alcoolisme chronique. L'intoxication alcoolique peut être produite également sur les animaux ; le *Bulletin médical* de 1872 en a résumé les expériences faites à l'asile Sainte-Anne sur des chiens. Voici en quoi elles consistent :

Après une quinzaine de jours, les chiens alcoolisés deviennent inquiets, le moindre bruit les fait tressaillir, ils se blottissent vers le coin le plus obscur de la salle, et sont insensibles à toutes les caresses. Chez quelques-uns surviennent des hallucinations semblables à celles de l'homme ; ces hallucinations ont pour caractère comme de réveiller un sentiment pénible. « Comme poursuivis par un ennemi, ils aboient avec force, courent effarés dans tous les sens, la tête tournée en arrière et mordant dans le vide. Dès qu'on entre, ils se pressent contre le mur, gémissant, criant, tremblant de tous les membres. Au milieu de la nuit, ils se mettent parfois à hurler avec force, à pousser des cris plaintifs, et cessent seulement lorsqu'on intervient avec la lumière. » Ces chiens sont morts comme d'ordinaire meurent les ivrognes-hommes. L'un est mort de froid, pendant une nuit très rigoureuse, un au-

tre a pris une pneumonie grave après un
léger refroidissement ; un troisième meurt
asphyxié par l'arrêt, au fond du gosier, de
matières alimentaires qu'il avait vomies,
étant en ivresse ; un autre maigrit et
meurt dans le marasme, et un de ceux qui
avaient eu des hallucinations finit comme
beaucoup de fous alcooliques ; il s'échappe
un jour par la porte entr'ouverte, fuit en
aboyant, et s'élance du palier du deuxième
étage sur les dalles du rez-de-chaussée.

De toutes les liqueurs alcooliques, la
plus pernicieuse est sans contredit l'absinthe, qui est un mélange très concentré
d'alcool et d'essence d'absinthe. Dans cette
liqueur, non-seulement l'alcool agit par
son action pernicieuse, mais l'essence
d'absinthe est, par elle-même, une des
substances les plus toxiques, et qui a une
influence des plus énergiques sur tout le
système nerveux. M. Magnan a répété de
diverses manières, et sur les animaux de
toutes espèces, les expériences sur l'action
de l'essence d'absinthe, et, dans tous les
cas, il a pu observer la production de *convulsions épileptiques ou épileptiformes.*
Lorsque de faibles doses d'essence d'absinthe ont été absorbées, on voit, après un
frémisssment musculaire assez marqué, de
petites secousses brusques, semblables à
des déharges électriques, se répéter dans

les muscles du cou ; ces contractions spasmodiques gagnent successivement les autres muscles du corps. Quelquefois on voit
survenir des phénomènes qui ont beaucoup
d'analogie avec le *petit mal* ou absence de
l'épileptisie ; dans ces cas, l'animal reste
immobile, comme hébété pendant plusieurs secondes, la tête basse, la queue
abaissée, le regard morne.

Si la dose d'essence d'absinthe est plus
grande, il survient rapidement des attaques dans lesquelles l'animal tombe tout
à coup, avec des convulsions ; la respiration est bruyante, stertoreuse, et très
souvent on constate de l'écume aux lèvres
et des morsures à la langue.

L'essence d'absinthe produit donc chez
les animaux des attaques d'épilepsie parfaitement caractérisées, et certes ce serait
un spectacle qui ferait réfléchir bien des
buveurs d'absinthe de voir les effets terri-
bles que produit sur un chien fort et vi-
goureux quelques gouttes d'essence d'absinthe. Ils verraient ainsi d'avance le
tableau de la maladie à laquelle ils s'ache-
minent lentement et fatalement, et nous
ne doutons pas que, dans bien des cas, ils
en éprouveraient une telle impression
qu'il chercheraient à se guérir de leur
funeste passion.

L'alcool, comme l'absinthe, donne lieu

à la longue à des convulsions épileptiques, mais l'épilepsie alcoolique diffère de l'épilepsie absinthique par sa forme. Tandis que l'épilepsie alcoolique se manifeste seulement à une période très avancée et n'ayant le plus souvent qu'une analogie plus ou moins marquée avec une véritable attaque d'épilepsie, au contraire, l'épilepsie absinthique a tous les caractères de l'attaque franche et complète, elle est brusque, et sa durée est passagère.

Les lésions de l'alcoolisme chronique sur le système nerveux sont toujours identiques. Le cerveau diminue peu à peu de volume, il se décolore, prend une consistance plus ferme, les circonvolutions s'atrophient, celles-là principalement qui occupent la face supérieure des hémisphères. Fréquemment le cervelet et la moelle sont altérés de la même façon.

Les membranes qui servent d'enveloppe immédiate à ces centres, l'arachnoïde et la pie-mère, sont en général simultanément affectées, infiltrées de sérosité, elles sont épaissies, opaques, parsemées de plaques ou de points blanchâtres et souvent colorées par l'hématine.

J'ai publié, en 1869, dans la *Gazette des Hôpitaux*, une observation très-curieuse de troubles nerveux déterminés par l'intoxication alcoolique. C'était celle d'un artisan habile et intelligent, d'une constitution très robuste. Il avait des habitudes alcooliques invétérées ; il fut pris à la fin du mois d'avril 1868 d'accidents nerveux très compliqués, accompagnés de prostration générale et de nausées.

Dès le premier jour, j'observai un hoquet continu qui faisait atrocement souffrir le malade et qu'il fut impossible d'arrêter, même par la glace à l'intérieur et en application sur l'estomac. Quelques jours après, au commencement de mai, je constatai une anesthésie générale, une contraction des membres inférieurs, l'affaiblissement de l'intelligence et le refroidissement des extrémités. Il mourut le 15 mai, après vingt-quatre heures d'agonie.

L'autopsie que je fis le surlendemain me révéla les altérations suivantes :

Encéphale. — Sérosité dans la cavité de l'arachnoïde et dans le tissu cellulaire sous-arachnoïdien ; pie-mère très vasculaire, se séparant facilement du cerveau, mais ayant quelques adhérences avec la substance corticale dans l'hémisphère droit.

Au niveau de la scissure de Sylvius, de ce côté, le cerveau présentait une apparence ulcérée et tous les caractères de la péri-encéphalite. Le cerveau était exsangue et ramolli, et les circonvolutions atrophiées ; le cervelet était dans le même état.

On voit qu'indépendemment des nombreuses causes qui produisent les affections nerveuses, il en est encore une à laquelle l'homme s'expose volontairement et dont la gravité n'est pas moins considérable que les autres. Les maladies qui prennent leur origine dans l'alcoolisme deviennent de plus en plus fréquentes. Dans certains départements du nord de la France, les cas de folie et d'épilepsie par l'abus des boissons alcooliques représentant 25 à 40 0/0 ; chez les races saxonnes et scandidaves, la proportion est encore plus grande ! N'y a-t-il pas là un péril social pour l'avenir ?

La science, sauvegarde vigilante des sociétés, a constamment signalé les effets redoutables du poison ; son rôle protecteur ne s'étend pas plus loin. Depuis un siècle, elle réclame des mesures énergiques contre la marche progressive de l'alcoolisme qui menace de devenir un jour, pour la civilisation européenne, l'équivalent de l'opium chez les peuples de l'Orient. *Caveant consules.*

FIN.

TABLE

BIBLIOTHEQUE NATIONALE DE FRANCE
3 7531 02772426 0

www.ingramcontent.com/pod-product-compliance
Ingram Content Group UK Ltd.
Pitfield, Milton Keynes, MK11 3LW, UK
UKHW021931070726
13614UKWH00001B/375